Bernd Hachmeister

Psychomotorik bei Kindern mit Körperbehinderungen

Entwicklung und Förderung

Mit 22 Abbildungen

Ernst Reinhardt Verlag München Basel

Bernd Hachmeister, Studium der Sonderpädagogik, Zusatzausbildungen in Motopädagogik und Sensomotorischer Wahrnehmungsförderung, Lehrgänge bei Bernard Aucouturier; seit 1987 Lehrer an Schulen für Schwerstbehinderte und Körperbehinderte.

Die Deutsche Bibliothek – CIP-Einheitsaufnahme

Hachmeister, Bernd:
Psychomotorik bei Kindern mit Körperbehinderungen / Bernd Hachmeister. – München ; Basel : E. Reinhardt, 1997
ISBN 3-497-01430-3

Printed in Germany

Inhalt

Für Anna, Jan und Lisa

Vorwort

Der Kopf ist rund, damit die Gedanken
ihre Richtung ändern können.
Francis Picabia

Schon seit Jahren ist Psychomotorik ein nicht mehr wegzudenkender Bestandteil der Arbeit bei Kindern mit Körperbehinderungen. Wie ist es dazu gekommen? In ihrer Entstehungszeit fanden sich in der Schule für Körperbehinderte noch größtenteils SchülerInnen, die „nur" körperbehindert waren, als normal intelligent eingestuft wurden, den Hauptschulabschluß erreichen oder eine weiterführende Schule besuchen konnten.

Nach und nach kamen immer mehr SchülerInnen mit komplexeren Krankheitsbildern an die Schule, die neben ihrer „primären" Körperbehinderung sogenannte sekundäre Störungen aufwiesen wie Wahrnehmungsstörungen, kognitive Schwierigkeiten und Verhaltensauffälligkeiten. Mit dem Erlaß zur Aufnahme sogenannter Schwerstbehinderter an Sonderschulen kamen auch SchülerInnen auf die Schule für Körperbehinderte zu, die mit dem bestehenden Unterricht gar nicht angesprochen werden konnten.

Bis dahin entwickelte Konzepte, die vor allem auf Kompensation der Behinderung durch Hilfsmittel und Unterrichtsmethoden abzielten, stießen immer wieder an ihre Grenzen. Die in den komplexeren Krankheitsbildern deutlich werdende allgemeine Veränderung der Entwicklung ließ sich nicht mehr ignorieren, sondern mußte thematisiert werden und machte eine Suche nach inhaltlichen und methodischen Alternativen notwendig. Die Einsicht, daß eine Körperbehinderung nicht immer isoliert therapiert und kompensiert werden kann, führte dazu, sie mit der Gesamtentwicklung in Zusammenhang zu bringen.

KrankengymnastInnen und ErgotherapeutInnen waren diejenigen MitarbeiterInnen der Schule für Körperbehinderte, die zuerst an Fortbildungen zur sensorischen Integrationsbehandlung oder zur Psychomotorik teilnahmen. Sie brachten die Ideen und Entwicklungsmodelle mit in die schulische Praxis. Die psychomotorische Förderung hat also auf diesem Wege informell einen Platz in der Arbeit an der Schule für Körperbehinderte gefunden.

Nicht zuletzt die Tatsache, daß sich ein neues Körperbewußtsein im letzten Jahrzehnt vor allem in den pädagogischen und therapeutischen Berufen etabliert hat, hat dazu geführt, daß dabei die unterschiedlichsten Ansätze ganzheitlicher Körpertherapien und vor allem Methoden zur Entspannung zur Anwendung kommen. Verfahren wie Feldenkraismethode, Tai Chi, Biodynamik, Bioenergetik, Fußreflexzonenmassage, Kinesiologie u. v. m. betonen alle die Einheit von Körper, Seele und Geist und sind als ganzheitliche Ansätze ausgewiesen. Auch wenn von manchem Verfahren Impulse ausgehen können, die die psychomotorische Förderung bereichern können, darf kein Methodenwirrwarr entstehen, mit dem dem Kind mit einer Körperbehinderung zu Leibe gerückt wird.

Der größte Teil der psychomotorischen Praxis besteht sicherlich aus Inhalten der (deutschen) **Psychomotorik** und der **sensorischen Integrationsbehandlung.** Die Auseinandersetzung mit neueren Entwicklungsmodellen, die auch diesen beiden Ansätzen zugrunde liegen, eröffnete neue Perspektiven für das Verständnis von Entwicklung und Behinderung. Leyendecker/Neumann (1983), Kiphard (1983) und Flehmig (1987) erschlossen das kybernetische Modell des Denkens in Regelkreisen für die motorische Entwicklung. Im Vordergrund steht hierbei die schon auf v. Weizsäcker (1947) zurückgehende Gestaltkreis-Theorie der Einheit von Wahrnehmung und Bewegung (sensomotorischer Regelkreis).

Ein Teil dieses Buches setzt sich mit der Theorie des sensomotorischen Regelkreises und dessen Bedeutung für die Entwicklung des Kindes auseinander. Danach geht es darum, wie bei Kindern mit Körperbehinderungen im allgemeinen und den häufigsten Krankheitsbildern im besonderen dieser Regelkreis gestört ist und welche Folgen die jeweilige Schädigung für die psychomotorische Entwicklung hat.

Daraus folgt eine Bestimmung der Ziele, Prinzipien und Inhalte für die psychomotorische Praxis in der Schule für Körperbehinderte. Schließlich geht es um die Arbeitsfelder, in denen psychomotorische Praxis in der Schule für Körperbehinderte umgesetzt wird.

Ein ausgewiesenes Konzept zur psychomotorischen Förderung von Kindern mit Körperbehinderung fehlt allerdings nach wie vor. Das kann auch dieses Buch nur in Ansätzen leisten; es soll vielmehr ein Anstoß sein, ein solches Konzept zu entwickeln, eine Aufgabe, bei der sich Therapie und Pädagogik begegnen, das von beiden Seiten her bestehende Wissen aus Fortbildungen, Literatur und Praxis zusammentragen und für die Schule für Körperbehinderte nutzbar machen können.

Dieses Buch ist keine Praxisanleitung, vielmehr versucht es, die Rolle und den Stellenwert der psychomotorischen Entwicklung für Kinder mit Körperbehinderungen darzustellen und daraus die Notwendigkeit abzuleiten, psychomotorische Förderung in der Schule für Körperbehinderte konzeptionell zu etablieren. Die dargestellten Beispiele aus der Praxis sollen dazu beitragen.

Wer sich mit der grundlegenden Theorie der Psychomotorik und psychomotorischen Entwicklung bereits auseinandergesetzt hat oder wem dieses Thema zu wenig praxisorientiert ist, mag die ersten beiden Kapitel überlesen, im weiteren Verlauf gibt es allerdings immer wieder Verweise auf die theoretische Basis.

Bewegung und – wie wir sehen werden – die davon nicht zu trennende Wahrnehmung sind die **zentralen** Probleme von Kindern mit Körperbehinderungen. Jeder mag selbst mehr oder weniger aus eigener Erfahrung nachvollziehen können, wie wichtig Bewegung auch im Alltag ist. Mir selbst ist es beim Verfassen dieser Seiten ebenso gegangen. Die Gedanken zu ordnen ist mir am leichtesten bei langen Spaziergängen gelungen. Dies ist nicht unbedingt ein Weg für jeden, aber er ist aus der Erfahrung mit Bewegung entstanden. Durch Bewegungserfahrungen einen Weg zu finden, mit sich und seinem Körper umzugehen, sollte auch jedem Kind mit Körperbehinderung, so intensiv es geht, ermöglicht werden. Dazu beizutragen ist Ziel dieses Buches.

Mein Dank gilt Gerhard Bröcker, durch den ich den ersten Einblick in die Bedeutung der Bewegung für Kinder mit Körperbehinderungen bekam, Frau Dr. Inge Flehmig, in deren Institut für Kindesentwicklung ich die theoretischen Grundlagen erlernen konnte, Dr. Lutz Worms, der die gröbsten medizinischen Ungereimtheiten beseitigen half, Annette Geisthövel, allen KollegInnen, mit denen ich mich über das Thema auseinandersetzen konnte, allen voran Heidi Scheffler, Margeret Mruck, Ulla Wulff und Uli Mengersen.

B. Hachmeister

1. Die Entstehung der Psychomotorik

Jede Pädagogik, die sich nicht erneuert,
verhärtet schnell.
Aucouturier/Lapierre

Der Begriff **Psychomotorik** taucht zum ersten Mal zu Beginn des 20. Jahrhunderts in Frankreich auf als „rééducation psychomotrice“. H. Wallon spricht in „De l'acte à la pensée“ von der funktionellen Einheit von Psyche und Motorik (Heintz 1983, 29).

Die deutsche Geschichte der Psychomotorik beginnt ein gutes Jahrzehnt später. „Im Jahre 1955 stellte ich mich erstmals der Aufgabe, sensomotorisch entwicklungsgestörte und in ihrer psychomotorischen Entfaltung behinderte Kinder über das Mittel der Bewegung in ihrer Gesamtentwicklung zu fördern“ (Kiphard 1980, 10). *Kiphard* gilt als Mentor der deutschen Psychomotorik, die er durch seine Arbeiten maßgeblich geprägt hat.

Der Begriff **Psychomotorik** allerdings ist nicht unumstritten, nicht zuletzt deswegen, weil er in verschiedenen Bedeutungen benutzt wird. Er meint zunächst einmal den Zusammenhang zwischen dem Geistig-Seelischen (psycho) und der Willkür-Bewegung (motorisch). Kiphard bezieht diesen Zusammenhang vor allem auf die kindliche Entwicklung (1980, 18). „Gefühls- und Bewegungsentwicklung stehen besonders im frühen Kindesalter in engster psychosomatischer Wechselbeziehung“ (S. 19). Dabei ordnet Kiphard den Schwerpunkt der psychomotorischen Entwicklungsphase dem Vorschulalter zu (Abb. 1, S. 12).

Auch wenn diese Einteilung etwas willkürlich ist, so gibt sie doch Anhaltspunkte für den Schwerpunkt der jeweiligen Entwicklungsphase. „Seelisches und Körperliches stehen miteinander in so enger Wechselbeziehung, daß man sie als zwei Seiten eines einzigen Geschehens ansehen muß“ (S. 18). Was Kiphard auf die psychomotorische Phase bezieht, kann für die gesamte Entwicklung gelten.

„Für das Kind bedeutet die ständige Verbesserung der motorischen Fähigkeiten das Erringen seiner Unabhängigkeit und die Fähigkeit zur Adaption an soziale Gegebenheiten. Die motorischen Abläufe stehen in unmittelbarer Wechselwirkung zu psychischen und kognitiven Vorgängen“ (Flehmig 1987, 9).

Nach Aucouturier gründet „jede motorische […] Äußerung, ob im Bezug zum Raum, zu den Materialien oder den Personen, auf Emotionen; jede

Neuromotorik →	**Sensomotorik** →	**Psychomotorik** →	**Soziomotorik**
Reflexe	Wahrnehmen	Gefühlserleben	Sozialwahrnehmung
Koordination	Reagieren	Kognition	Kommunikation
Schwerpunkt: **Säuglingsalter**	Schwerpunkt: **Kleinkindalter**	Schwerpunkt: **Vorschulalter**	Schwerpunkt: **Grundschulalter**

Abb. 1: Motorische Entwicklungsstufen nach Kiphard (1980, 18)

Handlung des Kindes ist Ausdruck seiner Affektivität" (Esser 1995a, 25). Aus dem Gegenüber von „Psycho – Motorik" ist die Einheit „Körper – Seele – Geist" geworden.

Die „Psychomotorik" wird auch als Bezeichnung für einen Ansatz der Bewegungserziehung benutzt, in Frankreich eben als **rééducation psychomotrice,** hierzulande als Synonym für **Motopädagogik.** Mit dem Begriff „Motopädagogik" wurde versucht, den in diesem Sinne ungenauen Ausdruck „Psychomotorik" zu ersetzen für ein Konzept, in dessen Mittelpunkt Erziehung durch Bewegung und Erziehung zur Bewegung stehen.

Unterschiedliche Ansätze der körperlichen Förderung beeinflussen die Inhalte und Ausrichtung der Psychomotorik vom Sportunterricht bis hin zu körperorientierten Therapieansätzen. Die in Abbildung 2 genannten sind die wichtigsten, die Liste ist sicher nicht vollständig.

Schließlich wird der Begriff Psychomotorik aber auch im Sinne von **psychomotorischer Übungsbehandlung,** Therapie oder allgemein Bewegungs-Stunden eben auf dem Hintergrund dieser Bewegungserziehung, sei es als Einzelförderung/-therapie oder als Gruppentherapie/-behandlung/-unterricht, benutzt. Die Kinder selbst sagen nicht selten „ich gehe zur Psychomotorik", wie sie früher vielleicht sagten „ich gehe zum Turnen, Sonderturnen" o. ä. Wohl wegen seiner unbewußten Assoziationen hat sich der Begriff der Psychomotorik jedoch gehalten und wird im praktischen Sprachgebrauch bevorzugt.

Immer wieder thematisiert wurde auch die Einordnung zwischen Pädagogik und Therapie. So entstand im deutschen Sprachraum neben der Motopädagogik der Begriff der **Mototherapie.**

Die therapeutische Intervention ist in der **französischen Psychomotorik** (letztere hier vor allem durch *Aucouturier* mit seinem Therapiebericht „Bruno" repräsentiert) Teil des Konzepts. Neben der Psychomotorik hat sich der Ansatz der **sensorischen Integrationsstörung bzw. -behandlung (SI)** etabliert, in dem sich Parallelen, aber auch Abgrenzungen zur Psychomotorik finden. In einigen Veröffentlichungen (z. B. *Kesper/Hottinger,*

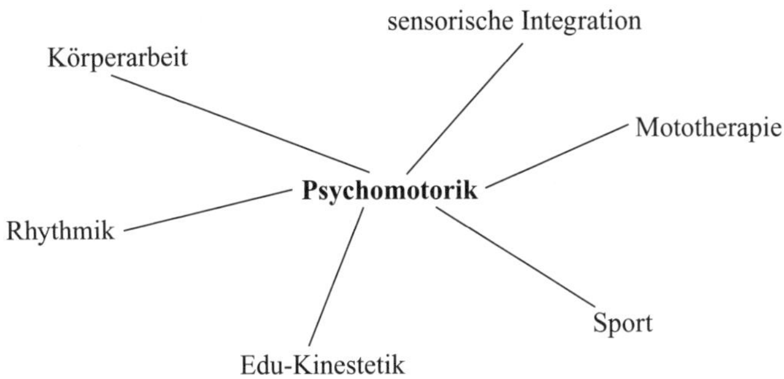

Abb. 2: Verwandte Therapieansätze

Mototherapie bei Sensorischen Integrationsstörungen) wird der Versuch unternommen, die Ansätze der Psychomotorik und Sensorischen Integration zu verbinden, vor allem aber in der Praxis kommt es nicht selten zur Vermischung, je nach Kenntnis- und Ausbildungsstand der/des TherapeutIn bzw. PädagogIn.

Psychomotorik und Sensorische Integration verfügen beide über ein Modell zur kindlichen Entwicklung, das mehr oder weniger ausdrücklich mit dem **sensomotorischen Regelkreis** operiert. Augenfällig ist, daß sowohl die in der Theorie der sensorischen Integration dargestellten Störungen als auch die im Trampolinkoordinationstest von Kiphard (1980) beschriebenen Symptome bei Kindern mit zerebralen Bewegungsstörungen viel deutlicher sichtbar werden.

Unterschiede bestehen in der theoretischen Grundlage. Die französische Psychomotorik fußt auf der Psychoanalyse und hat damit ihren Schwerpunkt beim psychischen Anteil, die deutsche Psychomotorik hat sich mit der Motologie als der Lehre von der menschlichen Bewegung, ihrer Entwicklung, ihren Störungen sowie deren Erfassung und Förderung ein eigenes Fachgebiet geschaffen, die SI schließlich hat die Neurophysiologie zur Grundlage.

Alle diese Fachbereiche tragen zum Verständnis des Zusammenhangs zwischen psychischer und motorischer Entwicklung bei. Im Sinne einer ganzheitlichen **Bewegungserziehung,** die heute von allen Seiten postuliert wird, ist die Aufnahme des Gedankengutes aller drei Ansätze in eine ganzheitliche psychomotorische Förderung nicht nur legitim, sondern geboten.

Der neurophysiologische Ansatz bietet viele Parallelen zu den medizinischen Grundlagen der Körperbehindertenpädagogik und ist von daher für die psychomotorische Förderung von Kindern mit Körperbehinderungen besonders interessant. Die mehr psychologisch orientierte Sichtweise ist aber vor allem geeignet, die gegenüber der allgemeinen Entwicklung hervorgehobene Behinderung in einem erweiterten Zusammenhang zu sehen. Der Übersicht halber werden die einzelnen Ansätze im Folgenden kurz dargestellt.

1.1. Deutsche Psychomotorik

Am Anfang der Entwicklung der Psychomotorik in Deutschland stand die von *Hünnekens* und *Kiphard* begründete Methode der **psychomotorischen Übungsbehandlung.** Ihr lag die Idee zugrunde, bei behinderten oder von Behinderung bedrohten Kindern „durch motorisch förderliche Betätigung psychische Vorgänge zu aktivieren, die zu einer Harmonisierung und Stabilisierung der Persönlichkeit führen und damit zu einer Balance zwischen innerer Gefühlsdynamik und äußerem Bewegungsverhalten beitragen" (Schäfer 1989, 19). Am Anfang standen praktische Erfahrungen und Erfolge in der jugendpsychiatrischen Klinik in Gütersloh, die nicht zuletzt in der Persönlichkeit Kiphards begründet lagen, der seine Idee in seinem eigenen Verhalten umsetzt und durch die von ihm gelebte Psychomotorik begeistert und ansteckt. Inhalte der Übungsbehandlung sind (S. 21):

- Sinnes- und Körperschemaübungen,
- Behutsamkeits- und Selbstbeherrschungsübungen,
- rhythmisch-musikalische Übungen und
- Übungen des Erfindens und Darstellens.

Ausgangspunkt ist der natürliche Bewegungsdrang, wobei jede Übungsstunde verschiedene Schwerpunkte beinhaltet. „Das spielerische Üben und Wiederholen innerhalb dieser Schwerpunkte vollzieht sich über einen längeren Zeitraum. Von Stunde zu Stunde wird variiert, Schwierigkeiten werden individuell gesteigert. Jeweils in einer Stunde sollte ein Ausgleich zwischen großräumigen, grobmotorischen und mehr konzentrierten, ruhigen Übungen geschaffen werden. Die Veränderungen im Verhalten und in den motorischen Fähigkeiten zeigen den Verlaufsprozeß auf" (S. 22).

In verschiedenen Forschungsaufträgen wurde die theoretische Grundlage erweitert, auf der schließlich das Fachgebiet der Motologie entstand. Im Mittelpunkt standen dabei motodiagnostische und mototherapeutische Fragestellungen. Es entstanden Entwicklungsgitter und Checklisten sowie Testverfahren wie der TKT (Trampolinkoordinationstest), KTK (Körperkoordinationstest für Kinder), der LOS KF 18 (Lincoln-Oseretzky-Skala zur Erfassung bestimmter motorischer Komponenten).

Mit diesen Verfahren wurden zunächst einmal allgemeine Daten über die Entwicklung motorischer Fähigkeiten erhoben, um so Aussagen über Standards der menschlichen Bewegung machen zu können. Sie dienen aber vor allem der Diagnostik von Kindern, die dann eine psychomotorische Übungsbehandlung erhalten sollen, sowie der Diagnostik spezieller motorischer Schwierigkeiten, um Entscheidungen über spezielle Fördermaßnahmen zu treffen.

Bei Kiphard u. a. finden sich eine schier unendliche Zahl von Übungen von der allgemeinen Körperkontrolle über Übungen zum Hand- und Fußgeschick bis hin zu Übungen zur konstruktiven Aufgabenlösung.

An die Stelle von Übungen mit einem konkreten Lernziel sind inzwischen Spielsituationen getreten, in denen jedes einzelne Kind seine Erfahrungen und seine motorischen Fähigkeiten erweitern kann. Aufgabenstellungen und Inhalte dieser Spielsituationen fußen auf dem großen Repertoire der obengenannten Übungen.

Durchgesetzt hat sich die Unterscheidung in **Körper-, Material- und Sozialerfahrungen.** Die Einteilung in die drei Lernbereiche ist entwicklungsbezogen aufgebaut worden, um einzelne Inhalte analysieren zu können und eine Systematik für die Praxis zu erhalten. Die Körpererfahrung ist grundlegender Lernbereich der Motopädagogik, da sie als wesentliche Voraussetzung für das Tätig-Werden in der materialen und sozialen Umgebung angesehen wird. Die Auseinandersetzung mit der materialen Umwelt wird als „Erfahrung der Beschaffenheit und Gesetzmäßigkeit der materialen Umwelt" beschrieben und orientiert sich an der Entwicklungstheorie *Piagets.* Befindet sich das Kind in einer Gruppe, wird jede Bewegungserfahrung auch zu einer sozialen, denn Bewegung ist Mittel der Verständigung. Mit den verschiedenen Bereichen soll die jeweilige Kompetenz gefördert werden, die alle zusammen zur allgemeinen Handlungskompetenz (Abb. 3, S. 16) beitragen.

Die Einteilung in die genannten Förderbereiche (Körper-/Material-/Sozialbereich) ist eine willkürliche und dient der Systematisierung von Phänomenen, die in der Bewegungsförderung, sei es Psychomotorik oder Sport(förder)unterricht, zu beobachten sind. In den praktischen Unterrichtssituationen treten sie oft gleichzeitig in Erscheinung, auch wenn mögliche Schwerpunkte einer Förderpraxis daraus abzuleiten sind.

Die Betonung der drei Erfahrungsbereiche kann aber auch leicht dazu beitragen, den Blick auf die notwendige ganzheitliche Betrachtung von Bewegung und Wahrnehmung zu verstellen und den Schwerpunkt von einer vom Kind ausgehenden Herangehensweise zu einer von materialen und übungsinhaltlichen Gesichtspunkten geprägten Arbeitsweise zu verschieben. Dies gilt insbesondere für den Ansatz von *Zimmer,* die Psychomotorik

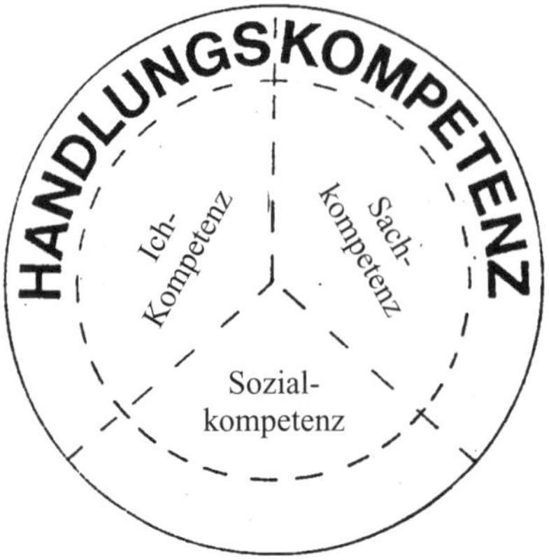

Abb. 3: Handlungskompetenz
(AKP 1987, 14)

als neues Konzept für Sportförderunterricht und Sonderturnen betrachtet und dies mit einer allgemeinen Bewegungsförderung in der vorschulischen Erziehung verbindet (Zimmer 1989, 93ff). „Gerade in jüngeren Lebensjahren kann psychomotorische Erziehung sogar als methodisches Prinzip von Erziehung und Unterricht verstanden werden" (S. 35).

Während hier also **Bewegungserziehung** als Teil der allgemeinen Erziehung – wenn auch mit besonderem Augenmerk für Kinder mit motorischen Schwierigkeiten – postuliert wird, liegt der Schwerpunkt bei Kiphard mehr in der **Förderung** von Kindern mit Bewegungsstörungen. Diese Bewegungsstörungen werden anhand des umfangreichen diagnostischen Materials festgestellt. Der Übergang von „normalem" Bewegungsverhalten zu Bewegungsauffälligkeiten bis hin zu pathologischen Bewegungsmustern ist dabei fließend. Letztere sind vor allem mit dem Trampolinkoordinationstest deutlich feststellbar. Hier werden durch die extreme motorische Herausforderung Bewegungsmuster sichtbar, die an die von Kindern mit Körperbehinderungen im Sinne von cerebralen Bewegungsstörungen erinnern, wie sie in Kapitel 3.1. beschrieben werden. Die Ableitung einer minimalen cerebralen Dysfunktion (MCD) aus diesen Beobachtungen ist oft problematisiert worden. Nicht selten finden sich aber auch an der Schule für körperbehinderte Kinder mit solchen nur in Belastungssituationen deutlich werdenden motorischen Störungen. Bei Kindern mit Bewegungsstörungen im Sinne einer Körperbehinderung verschiebt sich der Schwerpunkt von der Motopädagogik zur Mototherapie. „Je schwerer die Hirnschädigung, desto mehr ist das Kind auf die Behandlung durch speziell ausgebildete Fachleute angewiesen" (Kiphard 1983, 206). Mototherapie bildet den Übergang von motopädagogischen Grundlagen zu Physiotherapie (Neuhäuser 1989, 126).

Für die pädagogische wie therapeutische Arbeit mit Kindern mit Körperbehinderungen ist vor allem die schier unerschöpfliche Zahl von Bewegungs- und Spielideen von Interesse, die – nach den motorischen Möglichkeiten modifiziert – die inhaltliche Basis der psychomotorischen Praxis in der Schule für Körperbehinderte sein kann

1.2. Sensorische Integration

Der Begriff der sensorischen Integration geht auf die amerikanische Beschäftigungstherapeutin *Jean Ayres* zurück. Ausführliche Beschreibungen der Theorie der sensorischen Integration finden sich bei Ayres 1984 selbst, bei Brand u. a. 1985, Doering/Doering 1990, Kesper/Hottinger 1997 und Brüggebors 1992. Daher seien hier nur die Grundgedanken kurz dargestellt.

Sensorische Integration ist ein alltäglicher und für die meisten Menschen unbewußt ablaufender Prozeß der Aufnahme und Ordnung von Empfindungen und Informationen im Gehirn. Sensorische Integration meint aber vor allem die Assoziation zwischen den Sinnen. „Etwas zu integrieren heißt, die unterschiedlichen Teile zu einem Ganzen zusammenzubringen. Wenn etwas ‚integriert' ist, arbeiten alle seine Teile zusammen" (Ayres 1984, 5).

Integration ist also einerseits ein permanent stattfindender Prozeß, um Sinnesreize zu verarbeiten und entsprechend reagieren zu können. Integration meint aber, bezogen auf die Entwicklung, auch die zunehmende **Anpassung** und **Organisation** des Gehirns. Nach Ayres führen angepaßte Reaktionen zu einer weiteren Integration von Empfindungen und bringen damit das Gehirn in einen besser gegliederten Zustand. Von besonderer Bedeutung ist die Hervorhebung der **Nahsinne** gegenüber den Fernsinnen. Mit den Nahsinnen sind

- das **vestibuläre** System (Gleichgewichtssinn),
- das **taktile** System (Berührungssinn) und
- das **propriozeptive** oder **kinästhetische** System (Tiefenwahrnehmung)

gemeint. Die Integration dieser Sinne bildet die Basis für eine gelungene motorische Entwicklung. „Das Kleinkind benutzt in seinen einzelnen Entwicklungsstufen jede Aktivität, um ‚Bausteine' zu entwickeln, die jeweils das Fundament für eine komplexere und reifere Entwicklung bilden. Es ist ständig damit beschäftigt, seine Tätigkeiten zu vervollkommnen, um damit höher geordnete Funktionen zu entwickeln" (Ayres 1984, 18).

Kann die Integration der Sinneseindrücke vom Gehirn nicht entsprechend geleistet werden, spricht Ayres von Integrationsstörungen, deren Ursache in einer Schädigung des Gehirns zu suchen ist. „Ein Ereignis, das gewöhnlich zu einer schlechten sensorischen Verarbeitung führt, stellt der **Hirnschaden** dar" (S. 71). Bei den meisten Kindern mit sensorischen Integrationsstörungen liegt jedoch ein solcher Hirnschaden nicht vor, sondern eher eine minimale Hirnfunktionsstörung, die neurologisch kaum feststellbar sein wird. Hier besteht eine Parallele zur Psychomotorik, denn auch diese geht von der Diagnose der „minimalen cerebralen Dysfunktion" aus. Minimale cerebrale Dysfunktion, minimale Hirnfunktionsstörung, aber manchmal auch synonym benutzte Begriffe wie Hyperaktivität oder hyperkinetisches Syndrom sind ein Ausdruck von begrifflicher und inhaltlicher Verwirrung. Sie meinen letztlich eine medizinisch nicht feststellbare, sich aber im motorischen Verhalten äußernde Störung. Doering und Doering (1990, S. 17) betrachten Wahrnehmungs- und damit Integrationsstörungen als Folge unterschiedlicher Prozesse, deren Ursachen ebenso **physiologische** wie **psychisch/emotionale** Störungen sein können.

Da ich in Kapitel 3 auf Bewegungs- und Wahrnehmungsstörungen eingehen werde, hier zunächst nur kurz die am häufigsten genannten Symptome sensorischer Integrationsstörungen:

- Störungen der vestibulären Wahrnehmung
  - Überempfindlichkeit
  - Unterempfindlichkeit
- Störungen der taktilen Wahnehmung
  - Überempfindlichkeit (taktile Abwehr)
  - Unterempfindlichkeit
- Störungen der propriozeptiven Wahrnehmung
  - Unterempfindlichkeit
- Störungen der Raum- und Zeitwahrnehmung
- Dyspraxie

Betrachten wir sensorische Integrationsstörungen als Folge von wenn auch minimalen Hirnfunktionsstörungen, liegt es nahe, auch bei Kindern mit Hirnschäden im Sinne einer Cerebralparese Störungen der sensorischen Integration zu vermuten. Dieser Gedanke macht die Theorie der sensorischen Integration für die Diagnose und Förderung von Kindern mit Körperbehinderungen (vor allem aufgrund von Hirnschädigungen) besonders interessant.

Aber auch auf seiten der Kritik werden die Parallelen von sensorischer Integration und Pädagogik der Körperbehinderten deutlich. Beiden wird eine oft zu enge Orientierung an rein physiologischen Prozessen und damit die Vernachlässigung des Emotionalen und Psychischen vorgeworfen.

„‚Lernstörungen‘ als eine Abweichung dieser neurophysiologischen Vorgänge zu definieren reduziert Menschsein auf neuro-cerebral-elektrische und biochemische Prozesse“ (Brüggebors 1992, 136). Brüggebors vermutet hier ein Menschenbild, das den Menschen auf eine Reiz-Reaktions-Maschine reduziert. Dieses Bild ist zutiefst unsinnig. „Wenn ich gegen einen Stein trete, dann gebe ich diesem Stein eine Energie, und er bewegt sich mit dieser Energie; [...] Wenn ich einen Hund trete, dann reagiert er mit der Energie, die aus seinem Stoffwechsel kommt“ (Bateson 1995, 126).

Schon bei Ayres finden sich Ansatzpunkte für eine ganzheitlichere Betrachtungsweise. „In gewissem Sinne ist Spaßhaben ein Inbegriff für gute sensorische Integration des Kindes“ (1984, 9). Und an anderer Stelle: „Bei jedem Kind besteht ein ausgeprägter innerer Drang, um seine Erlebniswelt zu entwickeln“ (S. 19). Schließlich: „Heute wissen wir, daß es besser ist, ein Kind aufzunehmen und zu streicheln, weil dies ihm helfen wird, seine emotionalen Vorgänge im Gehirn zu entwickeln und zu ordnen“ (S. 56).

Bedeutungsvoll sind vor allem die Schlußfolgerungen für die Praxis: „Niemand kann für dieses Kind Anpassungsreaktionen durchführen; es muß sie selbständig tun“ (S.18). Damit wird dem Kind die Fähigkeit zur **Selbstregulation** und damit eine gewisse Autonomie zugestanden, die reine motorische Übungen ausschließt. „Kinder mit Störungen der sensorischen Integration sind oft in der Lage, genau diejenige Art von Aktivität auszusuchen, die ihnen die Sinneserregungen liefert, die sie brauchen, und die ihnen auch das Bewegungsangebot liefert, welches das Kind zur Verarbeitung dieser Sinneserregung benötigt“ (S. 209). Der/die TherapeutIn schafft den Rahmen und die Bedingungen, unter denen dies geschehen kann. Die Behandlung sieht aus wie ein Spiel, aber alle Aktivitäten sind auf das Ziel der Selbstregulation des kindlichen Gehirns ausgerichtet.

Flehmig ist es zu verdanken, daß auf dieser Basis das Konzept der sensorischen Integration im deutschen Raum erweitert und vor allem in der Zusammenarbeit mit **Peritz-Favre** zu einem ganzheitlichen Ansatz entwickelt wurde, von dem im Weiteren noch die Rede sein wird.

1.3. Psychomotorik nach Aucouturier

Weniger verbreitet, aber darum nicht weniger interessant ist der psychomotorische Ansatz von *Aucouturier*. Als Ergänzung und vor allem als Bewußtmachung dessen, was in der allgemeinen Entwicklung des Kindes, aber auch in jeder Psychomotorikstunde auf **psychischer** Seite geschieht, erscheint es mir dringend geboten, diesen Ansatz in die psychomotorische Praxis zu integrieren. Werden die Ansätze nicht als konkurrierende, sondern als sich ergänzende betrachtet, können sie einander befruchten und zu einer ganzheitlichen Betrachtungsweise führen.

„In der sensorischen Integration wird menschliches Verhalten vorwiegend unter neurobiologischer Hinsicht verstanden, wogegen im Ansatz von Aucouturier die interaktionelle Sichtweise im Vordergrund steht " (Esser 1995a, 46). Befragt nach der Bedeutung neurophysiologischer Zusammenhänge, äußerte sich Aucouturier bei einer Fortbildung in Tours 1990 dahingehend, daß natürlich die Kenntnis dieser Zusammenhänge wichtig ist, für ihn aber der Beziehungsaspekt im Vordergrund stehe. Über die Beziehung zum Therapeuten werde dem Kind die verschüttete Entwicklungsdynamik zurückgegeben, damit können sich dann auch eine Verbesserung der Koordination und Fortschritte auf neurophysiologischer Ebene ergeben.

Faszinierend war es zu beobachten, wie Aucouturier aus einem ganz anderen Blickwinkel zu ähnlichen therapeutischen Interventionen kam wie SI-TherapeutInnen. Übereinstimmung besteht auch in der Auffassung der **Selbstregulation** und damit gewissen Autonomie im kindlichen Verhalten. „Denn es gibt keine Handlung ohne Grund, und das, was ein Kind tut, entspricht immer seinen tiefen Motivationen" (Aucouturier/Lapierre 1995, 27).

Grundlage der Psychomotorik Aucouturiers ist die Psychoanalyse, im Mittelpunkt der Betrachtung stehen der Körper und seine Bedeutung für die Persönlichkeit des Menschen, denn „das menschliche Wesen in all seinen Dimensionen, in all seinen Aspekten, ist ein psychomotorisches Wesen, ein Körper, der denkt, phantasiert und handelt " (Aucouturier nach Esser 1995a, 18). „Bis zum 7./8. Lebensjahr (solange noch die Plastizität des Gehirns gegeben ist) besteht eine Einheit zwischen Gedanken, Emotionen und Bewegung, die Bewegung übernimmt eine psychologische Funktion" (Hachmeister 1990, 121).

Das Kind drückt sich über seinen Körper aus, Aucouturier spricht von **somatischer** oder **psychomotorischer Expressivität.** „Eine ganzheitliche Sichtweise vom Kind, die Anerkennung seiner psychomotorischen Expressivität, konstituiert bereits eine Geisteshaltung, die dem Psychomotoriker eigen ist, und determiniert eine bestimmte Haltungs- und Handlungsweise in psychomotorischer Erziehung und Therapie" (Aucouturier nach Esser 1995a, 22).

Ausgehend vom grundlegenden **tonischen Dialog** im intensiven Körperkontakt zwischen Mutter und Kind werden **tonisch-emotionale Spiele** und die **tiefe Rückversicherung** des Kindes zum therapeutischen Inhalt. Diese tonisch-emotionalen Spiele sollen das Kind in die Lage versetzen, seinem **imaginären Körper** mit seinen affektiven-emotionalen Aspekten Ausdruck zu verleihen. Dies hilft dem Kind dabei, seine Ganzheit des Körpers (gemeint ist die Übereinstimmung von Körperbild, Körperschema und imaginärem Körper) und damit seine Entwicklungsdynamik zurückzuerlangen. Hierzu ist die tiefe Rückversicherung, das Vertrauen zum Therapeuten von entscheidender Bedeutung, er stellt sich und seinen Körper dem Kind als symbolischen Partner zur Verfügung (Esser 1988, 30).

Da Aucouturier davon ausgeht, daß bereits frühkindliche Erfahrungen – seien sie eher physischer oder psychischer Natur – die Ursache dafür sind, daß ein Kind die Ganzheit seines Körpers verloren bzw. nicht erlangt hat, steht die Möglichkeit zur **Regression** im Mittelpunkt der tonisch-emotionalen Spiele. An dieser Stelle findet er sich wiederum in Übereinstimmung mit Flehmig, wenn auch auf unterschiedlicher theoretischer Basis, die das **Zurückgehen** (auf eine frühere Entwicklungsebene), **um vorwärts kommen zu können,** postuliert. Gerade bei Kindern mit Körperbehinderung, bei denen Eltern, Therapeuten und Pädagogen über jeden Fortschritt froh sind, ist dies eine äußerst schwierige Vorstellung, die kaum zuzulassen ist.

Wenn wir davon ausgehen, daß durch eine Schädigung, die zur Körperbehinderung führt, die Ganzheit des Körpers beeinträchtigt ist, daß es zu Beziehungsstörungen zwischen Mutter und Kind aufgrund der sich entwickelnden Behinderung kommen kann, wird die Sichtweise Aucouturiers für die pädagogisch-therapeutische und hier natürlich vor allem für die psychomotorische Praxis bedeutungsvoll. Theorie und Methodik der psychomotorischen Praxis Aucouturiers können hier nur angerissen werden, im Weiteren werde ich versuchen, diese in meine Ausführungen einfließen zu lassen. Wer sich intensiver mit diesem Ansatz der Psychomotorik auseinandersetzen will, dem seien die Veröffentlichungen *Marion Essers,* vor allem ihr Buch „Beweg-Gründe“, empfohlen.

Alle drei hier vorgestellten Ansätze beinhalten die Vorstellung eines Regelkreises zwischen Wahrnehmung und Bewegung. Dieser soll im Folgenden dargestellt werden, denn er bietet die Grundlage für die motorische Entwicklung und damit auch für ihre Störungen und deren pädagogisch-therapeutische Behandlung.

2. Normale Entwicklung

Nicht die Glieder bewegen sich, sondern der Mensch als Ganzes – nicht das Auge sieht, sondern der Mensch.

Hugo Kükelhaus

2.1. Der Zusammenhang von Bewegung und Wahrnehmung

Daß unsere Welt und das Leben nicht durch einfache (lineare) Kausalzusammenhänge zu erklären, sondern als Zusammenspiel vieler miteinander in Zusammenhang stehender Faktoren zu verstehen sind, ist eine Tatsache, die in vielen Denksystemen eine Rolle spielt. Mit dem Ansatz der **Kybernetik** sind Vernetzung und Funktionsweise von Systemen zum Inhalt geworden. Capra (1982 und 1992), Maturana (1984) und Vester (1984) haben diesen Übergang vom linearen zum vernetzten Denken beschrieben und an verschiedenen Phänomenen dargestellt. Nach Capra bedeutet Kybernetik „das Studium der Kontrolle und Selbstregulation in Maschinen und lebenden Organismen“ (1982, 296).

Das komplexeste System ist sicherlich der menschliche Organismus und vor allem sein Gehirn. Die Autoren der Kybernetik und der Chaostheorie haben sich damit besonders auseinandergesetzt, und das macht sie auch für die Betrachtung von zentralen Störungen so interessant. Die Anwendung auf zentrale Bewegungsstörungen geht auf Kiphard (1983), Leyendecker (1983) und vor allem Flehmig (1987) zurück. Wie wir noch sehen werden, finden in der Psychomotorik und der sensorischen Integration Schlüsselbegriffe der Kybernetik ihre Anwendung.

Ein zentraler Begriff dieses Denksystems ist der **Regelkreis.** Nach Vester (1984, 59) ist jeder Regelkreis „zunächst einmal ein in sich geschlossener Kreislauf von Informationen“. Er besteht aus einem **Regler,** einer **zu regelnden Größe** und einem **Meßfühler.** Verflochten mit anderen Regelkreisen und unterteilt in Teilregelkreise bildet er das Funktionsprinzip eines lebenden Organismus.

Für die motorische Entwicklung von besonderer Bedeutung ist der Regelkreis von **Wahrnehmung** und **Bewegung.** In v. Weizsäckers Theorie vom Gestaltkreis ist dieser Zusammenhang erstmals als Kreislauf dargestellt. „Über die Wahrnehmung bildet der Mensch, das Kind die Außenwelt in sich ab; und über seine Motorik handelt er auf seine Umwelt hin“ (Kiphard 1983, 71).

Wahrnehmung und Bewegung sind als **biologische Einheit** zu verstehen (Flehmig 1987, 9). Diese beginnt bereits mit der Befruchtung des Eies. Eingänge von außen, die direkt oder indirekt den Stoffwechsel treffen, lösen das Wachstum aus. Dieses Wachstum ist ein wichtiger Faktor bei der Differenzierung der Zellen. Damit ist der Kreislauf in Gang gesetzt. Die für den Kreislauf von Wahrnehmung und Bewegung notwendige Entwicklungsdynamik entsteht mit der Notwendigkeit des wachsenden Organismus, sich an die Reize von außen anzupassen.

Die Betrachtung der Anfänge der Entwicklung im Uterus läßt uns eine Vorstellung von der Komplexität, aber auch der Einheit der Entwicklung erahnen. Ein Teilregelkreis, der bei der Differenzierung der Zellen entsteht, ist eben der Kreislauf von Bewegung und Wahrnehmung, der **sensomotorische Regelkreis.** Welchen Umfang dieses sensomotorische System hat, vermittelt uns Maturana (1984, 175):

„Jede Veränderung des motorischen Zustands [...] kommt als Produkt einer gewissen Aktivitätskonfiguration in bestimmten Gruppen von Neuronen zustande, die mit den Muskeln verbunden sind (Motoneuronen). Aber eine solche motorische Aktivität erzeugt zahlreiche Veränderungen in den sensorischen Zellen der Muskeln, in anderen Körperteilen sowie auf der Verbindungsfläche mit dem Milieu, aber auch in den motorischen Neuronen selbst. Dies geschieht in einem Prozeß der Veränderung innerhalb des Netzes zwischengeschalteter Neuronen, den **Interneuronen** [...]. So verbinden beim Menschen mehrere 10^{11} (Hundertmilliarden) Interneuronen etwa 10^{6} (eine Million) Motoneuronen, die einige tausend Muskeln aktivieren; mehrere 10^{7} (Zehnmillionen) sensorische Zellen sind als Rezeptorflächen über viele Stellen des Körpers verteilt. Zwischen motorische und sensorische Neuronen ist das Gehirn wie eine gigantische Geschwulst von Interneuronen zwischengeschaltet."

Neben dem Regelkreis des zentralen Nervensystems mit seinen Verbindungen zur quergestreiften Muskulatur der Willkürmotorik besteht der Regelkreis des vegetativen Nervensystems. Dieses ist autonom, innerviert die glatte Muskulatur aller Organe und regelt die Funktion der Atmung, des Kreislaufs, der Verdauung, des Stoffwechsels etc. Der vegetative Regelkreis ist eng mit dem sensomotorischen Regelkreis (s. Abb. 9) sowie mit psychischen Vorgängen verbunden.

Rufen wir uns die drei Bestandteile des Regelkreises in Erinnerung: Regler, Meßfühler und zu regelnde Größe. **Regler** in unserem Regelkreis ist das Gehirn, von dort aus geht der Impuls für die Bewegung. **Meßfühler** sind die im Schaubild angedeuteten drei Wahrnehmungsbereiche: die taktile, vestibuläre und propriozeptive oder kinästhetische Wahrnehmung. Ausführliche und genaue Darstellungen dieser drei **Nahsinne** finden sich bei Ayres u. a. (s. a. Kap. 1.2.).

Hier dargestellt werden soll die Funktion dieser Wahrnehmungsbereiche im sensomotorischen Regelkreis. Rezeptoren der Haut (taktil), an Muskeln,

Sehnen, Gelenken und Knochen (propriozeptiv) und des Gleichgewichtsorgans (vestibulär) im Innenohr sind die Meßfühler, die Rückmeldungen über die Position des Körpers, seine Lage im Raum und der Körperteile zueinander, den Spannungszustand der Muskeln und alle noch so kleinen Veränderungen über die sensorischen Neuronen an Verarbeitungszentren im Gehirn geben. Diese sind wiederum über Interneuronen mit den Motoneuronen gekoppelt, die für die Bewegungsausführung verantwortlich sind. Dieser Kreislauf ist **ständig aktiv,** sowohl im Ruhezustand als auch bei der kleinsten Bewegung. Ein Großteil der Milliarden nervöser Impulse, die in jeder Sekunde durch die Nervenpfade des Gehirns zucken (Capra 1982, 325), ist daran beteiligt.

Die Informationen werden im Gehirn in verschiedenen Regionen gespeichert und mit den schon vorhandenen Informationen in Beziehung gesetzt. Nun werden wiederum Motoneuronen aktiviert, die eine Muskelaktivität auslösen. Die **zu regelnde Größe** ist also schließlich der **Muskeltonus.** Diese **Tonusregulation** löst wiederum neue Wahrnehmungen aus, die wieder Informationen liefern usw. Nach Lurija (1992, 24)

> „sind Bewegungen allein durch efferente (motorische, Anm. des Verf.) Impulse prinzipiell nicht steuerbar. Soll eine Bewegung ausgeführt werden, sind fortwährend Korrekturen der Bewegungsabläufe durch afferente (sensorische, Anm. des Verf.) Impulse notwendig, die Informationen über die jeweilige Lage des sich bewegenden Gliedes im Raum und über die Änderungen des Muskeltonus weiterleiten, so daß notwendige Korrekturen im Bewegungsablauf erfolgen können."

Ebenso ist Wahrnehmung nicht allein passives Aufnehmen von Reizen. „Es ist nicht nur allgemein bekannt, daß die Wahrnehmung [...] über mehrere Rezeptoren und über kooperierende Analysatoren geschieht, sondern auch, daß sie stets aktive motorische Anteile aufweist" (S. 97).

Dieser Regelkreis gilt für jede noch so kleine Bewegung, aber auch für komplexe Handlungen wie z. B. das Fahrradfahren. So gehen andauernd Informationen ein über den Spannungszustand der Muskeln (propriozeptiv), die am Pedaltreten, an der Steuerung des Lenkers und an der Aufrechterhaltung der Körperposition auf dem Fahrrad beteiligt sind. Das vestibuläre System gibt Informationen über den Gleichgewichtszustand und die Bewegung in einer bestimmten Richtung; die Haut (taktil) meldet, wo der Körper Kontakt zum Fahrrad hat, und gibt mit dem Spüren des Fahrtwinds Informationen über die Geschwindigkeit. Diese Informationen gehen in die Regulation des Muskeltonus ein, den sie neben der willkürlichen Planung (Richtungsänderung, Beschleunigung ...), Feinabstimmung (fließende statt ruckartige Bewegungen) und unwillkürlicher Regulierung (z. B. Anpassung des Atems zur Sauerstoffversorgung an größere oder kleinere Belastung) bestimmen. Natürlich ist dieses Beispiel immer noch stark vereinfacht, es gibt jedoch das Funktionsprinzip wieder.

Körper und Fahrrad befinden sich in dem, was die Kybernetik ein **dynamisches Gleichgewicht** nennt. Danach ist jeder Organismus bestrebt, dieses Gleichgewicht aufrechtzuerhalten. Was geschieht nun, wenn von außen eine Störung eintritt?

Hier treffen wir auf weitere Schlüsselbegriffe des kybernetischen Denkens: **Anpassungsreaktion** und **Selbstregulation.** Ein Organismus ist nur in der Lage, das dynamische Gleichgewicht aufrechtzuerhalten, wenn er über einen inneren Regulationsmechanismus verfügt, durch den er mit anpassungsfähigem Verhalten auf die Umwelt reagiert. Über **positive** und vor allem auch **negative** Rückkoppelung reguliert sich der Organismus. In unserem Beispiel würde also der Muskeltonus in den Beinen erhöht, um am Berg die Fahrt aufrechtzuerhalten – als **positive Rückkoppelung,** oder verringert, um mit geringerem Tempo in eine Kurve zu fahren und das Gleichgewicht aufrechterhalten zu können – als **negative Rückkoppelung.** Dabei paßt sich der Organismus der Umwelt an. „Eine gut organisierte Anpassungsreaktion führt das Gehirn in einen besser gegliederten Zustand [...] Bei einem Kind, das nach einer erfolgreichen Radfahrt von seinem Fahrrad steigt, ist das Gehirn um eine Erfahrung der Schwerkraft und des Raumes um seinen Körper und um das Wissen, wie sich sein Körper bewegt, reicher geworden“ (Ayres 1984, 18f.).

Eine besondere Rolle in der Selbstregulation spielt die **negative Rückkoppelung.** „Liefe die Rückkoppelung (nur) in der gleichen Richtung [...] dann hätten wir **positive Rückkoppelung** – und damit nicht mehr lange einen Regelkreis. Das System würde sich in der begonnenen Richtung aufschaukeln“ (Vester 1984, 60).

Bei jeder Bewegung werden nicht nur Muskeln innerviert, die die Bewegung ausführen, gleichzeitig müssen viele andere Muskeln im Sinne der negativen Rückkoppelung **gehemmt** werden. Beuge- und Streckmuskulatur befinden sich im Sinne des Prinzips von Agonist und Antagonist in einem ständigen Zusammenspiel von **Bahnen** und **Hemmen** oder auch Anspannen und Entspannen. Dies ist für die Betrachtung von Bewegungsstörungen ausgesprochen wichtig.

Ergebnis des sensomotorischen Regelkreises ist die **Tonusregulation** aller an einer Bewegung beteiligten Muskeln, die die Ausführung dieser Bewegung zustande kommen läßt. Dies gilt für jede Bewegung (auch für pathologische), sagt zunächst einmal noch nichts über die Qualität einer Bewegung aus.

Mögen die Bewegungen des Säuglings noch scheinbar unmotiviert wirken, so werden sie doch immer mehr zu bewußt gesteuerten Handlungen

(Willkürbewegungen); wir werden über unsere Bewegungen in unserer Umwelt tätig. Die Bewegung erhält also eine Absicht oder **motorische Aufgabe,** die nicht allein die unmittelbare Reaktion auf einen Reiz beinhaltet, sondern auch ein Ziel, ein in die Zukunft gerichtetes Tun. Diese **motorische Aufgabe** wird allerdings „nicht durch ein konstantes, fixiertes, sondern vielmehr durch ein variables Bewegungsprogramm gelöst" (Lurija 1992, 250). D. h. für eine motorische Aufgabe gibt es nicht einen einzigen „Lösungsweg", sondern mehrere, auch wenn das Ergebnis festgelegt ist.

Um mit dem Fahrrad eine Kurve zu fahren, gibt es viele Varianten; man kann sie so schnell wie möglich nehmen mit einer starken Schräglage, man kann sie langsam fahren, das Rad senkrecht halten und nur den Oberkörper verlagern, man kann die Kurve eng fahren oder weit, in der Kurve die Pedale treten oder ruhen lassen usw. „Diese Variation der Bewegungsausführung [...] ist für den normalen Ablauf einer gesteuerten Bewegung und deren erfolgreichen Abschluß kein zufälliges Beiwerk, sondern **grundsätzlich notwendig"** (S. 251). Lurija verweist noch einmal auf die hohe Beteiligung der Wahrnehmung an einem Bewegungsablauf: Der hohe Freiheitsgrad und die fortlaufende Veränderung des Muskeltonus erfordern

> „eine konstante, jedoch plastische **Folge von Innervationen,** die mit der sich wandelnden Stellung der Gliedmaßen ebenso wie mit dem sich wandelnden Zustand der Muskulatur in jedem Augenblick korrespondieren [...]. Alle diese Faktoren machen verständlich, warum bei der Ausführung einer Willkürbewegung die Verantwortlichkeit **von den efferenten zu den afferenten Impulsen übergeht,** obwohl die motorische Aufgabe ihre Steuerungsfunktion beibehält [...]. Eine ständige Zufuhr afferenter Informationen ist schließlich für die erfolgreiche Verwirklichung der letzten Komponente jeder Willkürbewegung, nämlich die **Überprüfung** des Bewegungsverlaufs und der **Berichtigung** aller Fehler, unerläßlich" (S. 251f).

In der Kurve muß der Winkel, in dem der Lenker gehalten wird, muß der Druck auf die Pedale ständig überprüft werden, um das Fahrrad auf der richtigen Bahn zu halten.

Der hier beschriebene Zusammenhang gilt für **jede** Bewegung, egal ob es sich um Fortbewegungen wie Krabbeln, Gehen, Laufen etc. handelt, um Bewegungen einzelner Körperteile wie das Tippen auf einem Computer oder das Klavierspielen oder um Bewegungen, die kaum als solche wahrgenommen werden, wie das Sprechen oder die Bewegung der Augen beim Lesen.

Aus einzelnen kleinen Bewegungen setzen sich mit einer motorischen Aufgabe **Bewegungsabläufe** zusammen, die als **Handlungen** verstanden werden können. Unser gesamtes Handeln besteht also aus vielen kleinen Bewegungen. Die Gesamtheit unserer Handlungen aber bildet unser **Verhalten,** in dem sich selbstverständlich auch Gefühle, Werte, Stimmungen usw. ausdrücken. In jede Bewegung gehen, wie wir gesehen haben,

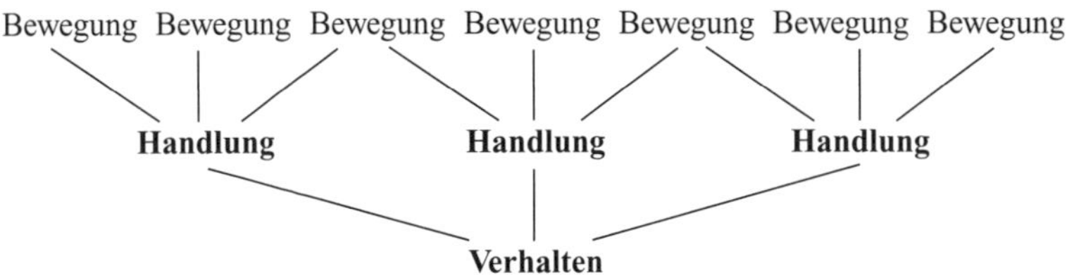

Abb. 4: Bewegung, Handlung, Verhalten

Gefühle und Gedanken ein. Andersherum ausgedrückt setzt sich unser Verhalten aus vielen einzelnen Handlungen zusammen, die wiederum aus einzelnen Bewegungen bestehen (Abb. 4).

Wichtig ist dabei die Auswahl der Bewegungen. „Von der großen Zahl möglicher Bewegungen wählen wir nur diejenigen aus, die uns in die Lage versetzen, ein ummittelbar vorgegebenes Ziel oder eine unerläßliche Handlung auszuführen" (S. 259).

Selbstverständlich ist auch für das gesamte Verhalten festzustellen, daß sich über die Handlungen auch die Wahrnehmung und das Erleben der Umwelt regulieren und dies wiederum notwendig für die Ausführung von Handlungen ist.

Dieser Zusammenhang ist auch in der französischen Psychomotorik wiederzufinden. Jean le Camus spricht vom „Körper als Aufnahme und Speicherinstanz der aus seinen eigenen Funktionstätigkeiten sowie aus der ihn umgebenden gegenständlichen und menschlichen Umwelt entstehenden Informationen und [...] als Sender, als Signal- und Nachrichtenträger" (1983, 2). Der Körper ist also **erlebter** und **handelnder** Körper.

Bewegungen sind die Bestandteile unseres Verhaltens, also keine rein mechanischen Vorgänge. In ihnen liegt damit auch immer der Ausdruck dessen, was in uns vorgeht, was uns **bewegt.** Aucouturier spricht von **somatischer Expressivität** und bezieht diese vor allem auf die kindlichen Handlungen. Für ihn „gibt es keine Handlung ohne Grund, [...] das, was ein Kind spontan tut, entspricht immer seinen tiefen Motivationen" (Aucouturier/Lapierre 1995, 27). Das Kind drückt sich also in seinen Handlungen aus, „im Austausch wird die Bewegung zur Geste" (Esser 1995a, 24).

Betrachten wir als Beispiel aber zunächst noch einen Pianisten. Seine Bewegungen beim Klavierspielen bestehen neben dem Bedienen der Pedale mit den Füßen und der Aufrechterhaltung und geringfügigen Änderung der Körperhaltung vor allem darin, den Arm vom Körper weg und zu ihm hin zu bewegen und mit den Fingern auf die Tasten zu drücken. Dabei ergeben sich Bewegungsabläufe der ganzen Hand, koordinierte Abfolgen von Bewegungen der einzelnen Finger, das Zusammenwirken beider Hände usw.

„Jede Handlung besteht ja aus einer Kette **aufeinanderfolgender Bewegungen.** Jedes Bewegungselement muß nach seiner Vollendung gehemmt werden, damit das nächste an seine Stelle treten kann [...] Im Verlauf der Entwicklung motorischer Fertigkeiten zieht sich die Kette voneinander unabhängiger Impulse zusammen, so daß komplexe Bewegungen schließlich als eine einheitliche kinetische Melodie ausgeführt werden" (Lurija 1992, 32).

Der Pianist nimmt sich wahr über die Rezeptoren in der Haut seiner Finger, die die Tasten berühren, Druckrezeptoren an den Fingerknochen und -muskeln, Muskeln und Gelenken seiner Hände und Arme und durch sein Gleichgewichtsorgan (denn schließlich muß er trotz aller Bewegung im Spiel einen sicheren Sitz auf dem Klavierhocker haben). Die visuelle Kontrolle dient vielleicht noch dem Wiederfinden der Tasten bei grundlegenden Techniken, später verfolgt sie vor allem die Noten, der Pianist spielt „blind'". Wichtig ist allerdings die auditive Kontrolle der Töne, die das Klavier beim Spiel produziert. Sie gibt den Ausschlag dafür, ob und wie der Pianist seine Bewegungen und damit sein Spiel verändert. Was aber benötigt der Pianist alles, um z. B. eine Sonate von Beethoven spielen und interpretieren zu können?

Zunächst einmal muß er das Instrument kennen und die grundlegenden Spieltechniken des Klaviers beherrschen. Diese setzen sich aus unzähligen Einzelbewegungen zusammen. Für jedes Intervall, jeden Akkord gibt es einen bestimmten Spreizwinkel der Hand, von „ppp" zum „fff" ist ein unterschiedlicher Anschlagsdruck nötig, bestimmte Läufe verlangen genau koordinierte Bewegungsabläufe u. v. m. All diese Dinge werden zunächst bewußt gelernt und den Noten nachgespielt. Nach und nach geht all dies in „Fleisch und Blut" über. Der Pianist verfügt über alle notwendigen Techniken, er ist in der Lage, die Noten in Töne zu übertragen.

Daneben lernt er, **wie** die Töne zu spielen sind. Darin fließen ein: z. B. das Wissen über die Kompositionstechnik Beethovens und das, was Beethoven mit seiner Musik „ausdrücken" wollte, die musikgeschichtliche Einordnung des Werkes, die Kenntnis der Interpretationen anderer Pianisten, der Wille, selbst etwas auszudrücken, das Gefühl, das der Pianist in sein Spiel legt, und vieles mehr.

Wo befinden sich nun alle diese Informationen, die die Grundlage für die Fingerbewegungen bilden? Lurija weist nach, „daß Willkürbewegungen beim Menschen komplexe funktionelle Systeme darstellen, die von einer ebenso komplexen dynamischen Konstellation von gemeinsam arbeitenden Hirnregionen getragen werden, wobei jede dieser Regionen ihren Beitrag zum Aufbau der komplexen Bewegung leistet" (1992, 157). Es würde hier zu weit führen, die gesamte Theorie Lurijas darzustellen, ich möchte mich auf einige zentrale Gedanken beschränken, die für das Verständnis des Zusammenhangs von Bewegung und Wahrnehmung wichtig sind.

Da ist zunächst einmal die **hierarchische Struktur** sowohl des sensorischen wie des motorischen Kortex zu nennen. Lurija unterscheidet drei Ebenen. Die primäre sensorische Ebene besteht danach hauptsächlich aus Neuronen, die eine **hohe Spezifität** aufweisen und auf **einzelne Eigenschaften** von Reizen reagieren. Sie wird von sekundären Zonen überlagert, in denen sich hauptsächlich **assoziative Neuronen** mit kurzen Axonen befinden, die die eintreffenden Erregungen zu Mustern verknüpfen. Die tertiären Regionen schließlich bestehen fast vollständig aus assoziativen Zellen, die die aus der sekundären Schicht eintreffenden Erregungen integrieren (1992, 65ff).

Während bei der Wahrnehmung die Erregung die Schichten von unten nach oben durchläuft, verläuft sie bei der motorischen Aktivierung in umgekehrter Richtung. „Sie beginnen auf den oberen Stufen der tertiären und sekundären Zonen, wo die motorischen Pläne und Programme zusammengestellt werden, und laufen dann durch die Strukturen des primären motorischen Feldes, das die entsprechenden motorischen Impulse zur Peripherie leitet“ (S. 97). Auch diese Stufen unterliegen den Prinzipien der hierarchischen Struktur und der abnehmenden Spezifität (Abb. 5).

In den tertiären und auch sekundären Schichten des motorischen Kortex sind also all die Informationen gespeichert, die unseren Pianisten veranlassen, einen Ton, eine Melodie, einen Akkord genau so und nicht anders zu spielen. Die sekundären und tertiären sensorischen Felder integrieren die ausgelösten Reize und stellen fest, ob das Ergebnis dem Plan entspricht. Die einzelnen Reize kommen im primären sensorischen Feld an, und ebenso werden die einzelnen Bewegungen im primären motorischen Feld ausgelöst. Dort sind also all die einzelnen Fähigkeiten zu bestimmten Teilbewegungen gespeichert, die von den sekundären Feldern zu einem Bewegungsplan zusammengesetzt werden.

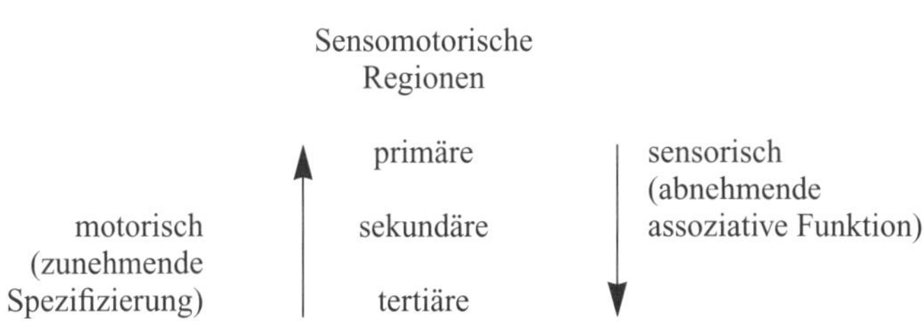

Abb. 5: Die hierarchische Struktur des Gehirns

Neben dem sensorischen und motorischen Funktionskreis spricht Lurija von einem dritten, der die Wachheit regelt und für den Grundtonus verantwortlich ist. Den **optimalen kortikalen Tonus** regelt die **formatio reticularis.** Diese hat einen aufsteigenden und einen absteigenden Anteil und wird ständig von sensorischen wie motorischen Impulsen durchlaufen.

Auch sie ist ein nach den Prinzipien der Rückkopplung sich selbst regulierender Mechanismus. Sie steuert einerseits den Wachheitsgrad des Gehirns durch die sie durchlaufenden Impulse (z. B. das Schreien des Babys oder das beruhigende Schaukeln in einer Hängematte), andererseits wird es selbst gesteuert durch kortikale Aktivität, Umweltbedingungen sowie die Abfolge einzelner Tätigkeiten. Sie hat sowohl aktivierende als auch hemmende Funktion, hier wird der Wechsel zwischen Anspannung und Entspannung wirksam. Unterschiedliche Aktivitäten fordern ein unterschiedliches Grundaktivierungsniveau, so ist dies bei grobmotorischen Tätigkeiten höher als bei feinmotorischen (van der Schoot 1978, 15).

Lurija zeigt, daß eine direkte Verbindung zwischen der formatio reticularis und höheren kortikalen Regionen besteht. Um das **Aktivierungsniveau** für die Erfüllung eines Plans oder das Erreichen eines Zieles zu sichern, bedarf es eines bestimmten Maßes an Energie. Das reticulare System regelt nicht nur die globale Aktivierung, sondern auch die für eine bestimmte Handlung notwendige differenzierte Aktivierung. Es ist also Bestandteil eines jeden Handlungsplans und somit Bestandteil des Verhaltens, auch psychische Spannungen werden sich auf das Aktivierungsniveau auswirken.

Wir haben festgestellt, daß der sensomotorische Regelkreis auf einer Entwicklungsdynamik beruht, die jedem Organismus innewohnt. Durch Selbstregulation paßt er sich seinen Lebensbedingungen an. Wenn auch die Entwicklung von Bewegung und Wahrnehmung eine entscheidende Rolle in der kindlichen Entwicklung spielt, so ist sie doch nur ein Teil davon, denn der menschliche Organismus besteht nicht allein aus dem neurologischen Funktionieren dieses Regelkreises. Es gibt noch keine Gewißheit über den „Sitz" der Emotionen und auch des Reflektierens über sich selbst, gewiß ist allerdings, daß nur ein menschliches Gehirn und ein menschlicher Organismus diese Funktionen vereinen kann. Dazu bedarf es eines engen Zusammenhangs zwischen den in unserer Vorstellung künstlich getrennten „Teilen". Die Untrennbarkeit dieser Teile betont auch Kükelhaus: „Nicht das Gehirn denkt, sondern der mit Haut und Gliedern erlebende Mensch!" (1993, 32).

Mit Aucouturier konnten wir feststellen, daß vor allem kindliche Bewegungen und Handlungen ganz eng an Emotionen gekoppelt sind und Sinneswahrnehmungen ganz eng mit emotionalen Erfahrungen verbunden sind.

2.2. Die Rolle der psychomotorischen Entwicklung

Bevor es um Schädigungen, Veränderungen und damit Störungen in der psychomotorischen Entwicklung geht, möchte ich auf die Rolle der psychomotorischen Entwicklung eingehen, die diese in der Gesamtentwicklung eines Kindes spielt. Dabei wird nicht die Entwicklung in ihren Einzelheiten dargestellt; dies läßt sich bei Flehmig 1987, Pikler 1988 u. a. nachlesen. Vielmehr sollen die Funktion für und der Zusammenhang mit der Entwicklung der Gesamtpersönlichkeit im Mittelpunkt stehen.

Wir haben gesehen, daß bereits mit der Befruchtung des Eies im Mutterleib der Austausch zwischen den Zellen und ihrem genetischen Material auf der einen Seite und der Umgebung auf der anderen Seite beginnt. Damit wird das Wachstum ausgelöst, es kommt zu Anpassungen und Differenzierungen der Zellen, die Entwicklung ist in Gang gesetzt.

Die Entwicklungsgeschichte des Embryos ist die Geschichte von Wachstum, Reifung und Differenzierung. Es entstehen zunächst das **Ektoderm** (äußeres Keimblatt, hieraus entstehen später Haut und Nervensystem) und das **Entoderm** (inneres Keimblatt, aus dem die inneren Organe des Körpers, vor allem der Verdauungstrakt, entstehen). Zwischen diesen beiden entwickelt sich schließlich ein drittes Keimblatt, das **Mesoderm,** aus dem später das Knochengerüst entsteht. Durch besonders intensive Zellvermehrung entsteht in einer bestimmten Zone des Ektoderms das Neuralrohr, aus dem sich das Nervensystem bilden wird, der Kopfteil des Neuralrohrs wiederum entwickelt sich in besonderem Maße, hier entstehen die verschiedenen Abschnitte, die schließlich das Gehirn bilden. Die ganze Körperwand des Embryos hingegen ist zunächst Haut, bis an den Stellen, wo später die Körperöffnungen sein werden, erst kleine Verdickungen entstehen. Möglich werden all diese Entwicklungsschritte nur durch den Stoffwechsel mit der Mutter. In der 8. Woche sind die Organe angelegt, und der Grundriß des Embryos ist klar, jetzt wird der Embryo zum Fötus.

Nun kommt der Entwicklung der Wahrnehmungsorgane eine besondere Bedeutung zu. Das Gleichgewichtssystem reift etwa von der zehnten Woche an und ist während der letzten sechs Monate bereits tätig. Die ersten Hautrezeptoren, die sich im Laufe der nächsten sieben Monate ausbreiten, nehmen bereits vor Ende des zweiten Schwangerschaftsmonats erste Reize auf (Flehmig 1988, 9), und auch die Propriorezeptoren funktionieren bereits in utero. Schon in ihrer Entstehung nehmen die Muskeln für ihre Entwicklung wichtige Substanzen von den Neuriten auf, der Austausch zwischen Nervensystem und Peripherie beginnt in der Entstehung.

Durch die Bewegungen der Schwangeren wird von nun an der Fötus mit Bewegungsreizen versorgt, der bald mit Eigenbewegungen beginnt. Nach

Flehmig (1988, 9) können durch Ultraschalluntersuchungen bereits lange vor dem 4. bis 5. Monat – dem Zeitpunkt, zu welchem die Mutter die Bewegungen des Fötus spürt – eigenständige und reflektorische Bewegungen registriert werden. Vermeintlich zufällige Bewegungen lösen Wahrnehmungen aus, diese geben Informationen zurück; so könnten aus anfänglich zufälligen Bewegungen gesteuerte Bewegungen werden. Der Kreislauf von Bewegung und Wahrnehmung und damit das motorische Lernen hat begonnen. Je größer und auch aktiver der Fötus wird, um so mehr verstärken sich auch seine Körperwahrnehmungen. Wachstum, Reifung und Lernen sind miteinander gekoppelt und auf die Versorgung von außen angewiesen.

Wenn auch nach viereinhalb Monaten die Entwicklung des Ohres abgeschlossen ist und dies nun die Geräusche und Klänge der Umwelt aufnehmen kann (Tomatis 1987, 129), so haben doch die Körper- oder Nahsinne den Hauptanteil an der Aufnahme von Reizen. Dies verdeutlicht eine Darstellung von Peritz- Favre, die sie 1989 beim Kurs „Sensomotorische Wahrnehmungsförderung" beim Institut für Kindesentwicklung (IKE) zeigte (erweitertes Modell s. Abb. 7, S. 38).

Schon der Stoffwechselkreislauf zur Versorgung des Embryos und mehr noch die Versorgung des Fötus mit Bewegungsreizen und schließlich mit Geräuschen sind nicht allein biologische Versorgung. Tomatis spricht bereits hier von einem ganz besonderen, unvergleichlichen Dialog zwischen Mutter und Kind (1987, 56). „Schon in der frühen Periode ist somit Interaktion die Ursache für die intakte Entwicklung des genetischen Programms, [...] um dem Kind zu helfen, seine Umwelt durch Handeln zu verändern" (Flehmig 1988, 10). Ernährung, Stimmungen, Einstellung zur Schwangerschaft, Ruhe oder Unruhe usw. vermitteln sich dem Fötus. Die Mutter registriert nun auch die Bewegungen des Fötus und wird sich, wenn sie das Kind bejaht, darauf einstellen. Lehnt sie das Kind ab, mag sie die Signale ihres Kindes ignorieren und sich nicht danach richten, ob ihrem Kind (und damit ihr selbst) Bewegung gut tut oder ob es Ruhe braucht. So vermittelt sich schon hier auch über Bewegungsreize die Beziehung zwischen Mutter und Kind.

Was im Mutterleib beginnt, setzt sich nach der Geburt unter veränderten Bedingungen fort. Das Kind befindet sich nicht mehr in einer Flüssigkeit in einer zuletzt sehr eng gewordenen Gebärmutter, seine Haut kommt jetzt i. d. R. mit Luft, Windeln, Strampelanzügen, der Haut der Mutter und den Händen der Bezugspersonen in Berührung, Muskeln und Gelenke haben einen größeren Bewegungsspielraum zur Verfügung und das Gleichgewicht ist der Schwerkraft ausgesetzt. Daneben wird noch reflektorisch die Nahrungsaufnahme gesichert, das Saugen an der Brust der Mutter ist die zunächst wichtigste Bewegung.

Ansonsten herrschen sogenannte synergetische (zusammenwirkende) **Massenbewegungen** oder **primäre pattern** (Flehmig 1987, 12 u. 30) vor. Dies sind Reflexe und Stellreaktionen, die von den subkortikalen Kernen gesteuert werden. Die subkortikale, also unbewußte Steuerung wird nach und nach von kortikalen, bewußten Feldern überlagert. „Je stärker die ... Einflüsse von allen Teilen der Großhirnrinde werden, desto mehr werden die Stellreflexe von Willkürbewegungen überlagert" (Scheithauer 1978, 12). Dabei lernt das Kind, seine totalen Bewegungsmuster zu hemmen und sie für feinere Bewegungsmuster zu modifizieren. Aus den Massenbewegungen werden **differenzierte** und **spezialisierte Einzelbewegungen** bei gleichzeitiger Zentralisierung (Koordinierung von Teilfunktionen zur Erreichung eines gemeinsamen Zieles).

„Dies ist nur durch einen sich ständig verändernden, sich anpassenden Muskeltonus möglich. Hierdurch wird die Aufrichtung entgegen der Schwerkraft überhaupt erst ermöglicht [...]

Die Muskeltonusregulation ist nicht nur durch die Interaktion der Rezeptoren und ihrer Regulationssysteme in den Muskeln, Sehnen und Gelenken, bzw. der Empfindung durch die Haut im Hinblick auf die Stellung im Raum gewährleistet, sondern vorwiegend durch das Vestibularsystem mit seinen Verbindungen zu den Augen und dem Gehör" (Schilling 1978, 23).

Zunächst überlagern die primären kortikalen Felder die subkortikalen Kerne. Wie wir in Kapitel 2.1. gesehen haben, zeichnen sich die primären Felder durch eine hohe Spezifizierung aus, hier werden also einzelne Bewegungen bzw. Wahrnehmungen gespeichert, die noch nicht zu komplexen Handlungen kombiniert werden. Beim Säugling steht das Erlernen einzelner Bewegungen im Vordergrund, die sekundären Felder, in denen komplexere Handlungen gespeichert werden, können sich auch erst entfalten, wenn die primären Felder entwickelt sind.

Die einzelnen Schritte der Bewegungsentwicklung folgen einer aufeinander aufbauenden Reihenfolge mit dem Ziel der Aufrichtung bis hin zum Gehen (Abb. 6). Jede Stufe ist dabei im Prinzip Grundlage der darauf folgenden, auch wenn nicht bei jedem Kind jede Stufe phänomenologisch sichtbar wird (s. hierzu auch S. 34).

Auch in den Schritten der Aufrichtung zeigt sich die grundlegende Bedeutung der Nahsinne für die Fernsinne. Für die auditive und vor allem visuelle Wahrnehmung spielt die Erhaltung eines **stabilen Gesichtsfeldes** eine entscheidende Rolle. Wie in der Abbildung 6 zu erkennen ist, befindet sich der Kopf in jeder Position in einer waagerechten Linie. Vor allem das Gleichgewicht und die Tiefenwahrnehmung sind entscheidend an der Erhaltung eines stabilen Gesichtsfeldes beteiligt. Sie ermöglichen es auch in jeder Phase der Aufrichtung, den Kopf frei zu bewegen und den Blick auf ein

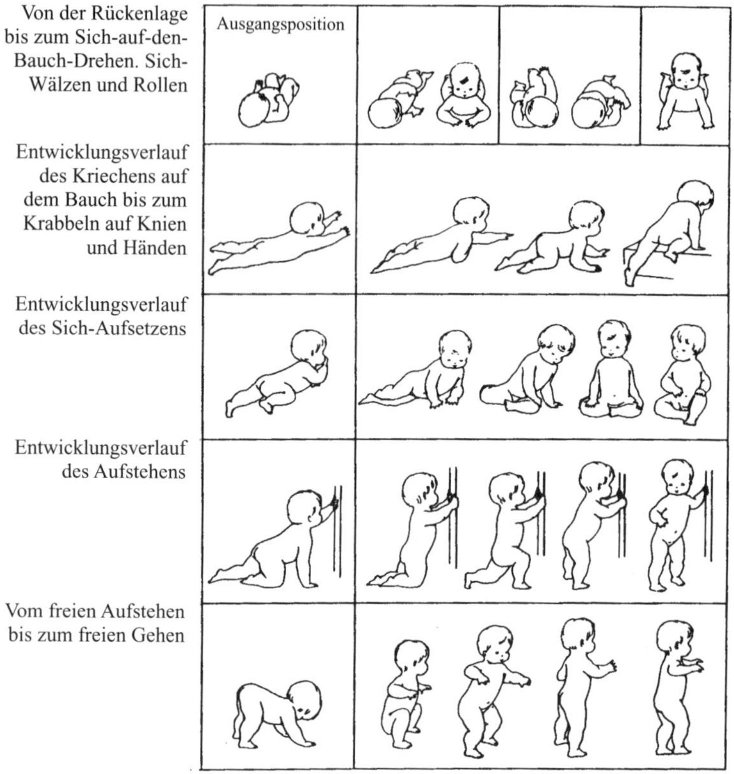

Abb. 6: Verlauf der selbständigen Bewegungsentwicklung nach Pikler (1988, 35)

Objekt zu richten. Dies ist sowohl für die Aneignung der Umwelt (Raumwahrnehmung, Erkennen von Gegenständen, denen sich dann das Kind zuwendet, etc.) als auch für die Beziehungsebene (Aufnahme von Blickkontakt u. a.) von entscheidender Bedeutung. Rufen wir uns hier noch einmal in Erinnerung, daß an einer Willkürbewegung zu etwa 80% sensorische Nerven beteiligt sind, wird die Rolle der Nahsinne in diesem Zusammenhang deutlich.

Neben der **Aufrichtung** ist die **Manipulation von Gegenständen** mit den Füßen, dem ganzen Körper, vor allem aber den Händen eine weitere wichtige Bewegungsentwicklung. Aus dem reflektorischen Greifen entwickelt sich nach und nach immer differenzierteres Betasten und Handhaben von Gegenständen mit immer größer werdender Unabhängigkeit der einzelnen Körperteile voneinander (vor allem der beiden Hände und einzelner Finger).

Schließlich geht mit der Aufrichtung und der Manipulation von Gegenständen die **Entwicklung der Sprechmotorik** einher. Aus dem Saugen als erster Mundbewegung und dem Schreien bei unbefriedigten Bedürfnissen entwickelt sich über die Produktion von Lauten, die später eine phonetische Ordnung erhalten, schließlich die Struktur der Sprache, die mit der Mundmotorik umgesetzt wird.

Diese drei Entwicklungsebenen sind eng miteinander verknüpft. Vor allem ist die Aufrichtung wichtige Voraussetzung für die Manipulation von Gegenständen. Sie ermöglicht immer neue Körperpositionen, aus denen heraus Gegenstände erreicht werden können, zum anderen bietet das Erreichen-Wollen von Gegenständen Anreiz für Fortbewegung und Aufrichtung.

Sprache bietet schließlich die Möglichkeit, die Personen und Dinge zu benennen, die immer komplizierter werdende Welt von Personen und Gegenständen einzuordnen und zu erfassen und nicht zuletzt auch dazu, aus weiterer Entfernung Kommunikation zu betreiben.

Auch wenn die drei Entwicklungsebenen parallel verlaufen, lassen sich nicht unbedingt Entwicklungsschritte einander zuordnen. Es gibt sicherlich Kinder, die in ihrer sprachlichen Entwicklung schneller fortschreiten als in der grobmotorischen und umgekehrt. Es ist aber festzustellen, daß in sensiblen Abschnitten der Entwicklung wie z. B. dem Laufenlernen die übrige Entwicklung scheinbar stagniert und alle Aufmerksamkeit dem Ziel gilt, laufen zu lernen.

Was aber ist der Motor, der diese miteinander verflochtene Entwicklung antreibt? Nach der kybernetischen Sichtweise ist dies ebenjene **Eigendynamik,** über die jeder Organismus, also auch der menschliche, verfügt, die ihn sich so entwickeln läßt, daß er überlebensfähig und weitgehend unabhängig wird. Dies gelingt ihm, indem er sich an die äußeren Bedingungen anpaßt. Die motorische Entwicklung ist grundlegender Teil dieses Anpassungsprozesses.

Anpassung ist hierbei ein aktiver Prozeß mit dem Ziel, sich die Welt anzueignen. Schon das Kind führt seine Bewegungen nicht etwa um ihrer selbst Willen aus. Auch wenn sich Bewegungsabläufe in einzelne Bewegungen aufspalten lassen, haben doch alle diese Bewegungen eine Zielgerichtetheit, sind Teil einer Handlung (vgl. Kap, 2.1.). Der Antrieb für die Gerichtetheit muß aber aus der selbstorganisierten Struktur des Organismus heraus kommen und auf einer **emotional-affektiven Komponente** beruhen (Jantzen 1988, 47). Diese treibt den sensomotorischen Regelkreis, die Wahrnehmung und Aneignung der Welt und die Tätigkeit in der Welt an.

Denken und Handeln bilden beim Kind eine Einheit. „Es genügt, Kleinkindern beim Handeln zuzusehen, um feststellen zu können, wie sehr sie in der Aktion denken, [...] oft hat man sogar den Eindruck, als ob der

Gedanke aus der zufälligen motorischen Handlung entstehen würde, als ob der Gedanke sich nur geschaffener Situationen bemächtigen würde, um diese zu benutzen“ (Lapierre 1978, 42).

Auf diese Art und Weise macht sich das Kind seine Umwelt zu eigen. „Der Mensch erfährt und begreift die Welt über seinen Körper, nimmt sie über seine Sinne wahr und in sich auf, wird über seinen Körper in ihr tätig“ (Esser 1995a, 19).

Um in der Welt tätig werden zu können, muß das Kind aber nicht allein diese wahrnehmen und begreifen, es benötigt dazu auch ein Abbild, eine Vorstellung seiner selbst. Auf der funktionalen Ebene ist dies das **Körperschema.** Im neuralen Gedächtnis bilden sich **Landkarten** jedes Abschnitts unseres Körpers. Neben diesen Landkarten beinhaltet das Körperschema die Funktionen der einzelnen Körperteile, ihre Größe, Gewicht, Grenzen usw., ihr Verhältnis zueinander sowie ihr Zusammenspiel, also all die Informationen, die man braucht, um Körperhaltungen beizubehalten und sich gegen die Schwerkraft aufzurichten, um Bewegungen auszuführen und sich den verschiedensten Gegebenheiten anzupassen.

Nur theoretisch vom Körperschema zu trennen ist das **Körperimago** oder der imaginäre Körper. Dies ist definiert als „die Summe aller auf den Körper bezogenen Empfindungen“ (Frostig 1984, 45). Es ist eine nicht bewußte Vorstellung vom eigenen Körper, in dem sich vor allem affektiv-emotionale Aspekte abbilden, es ist beeinflußt von physischen und psychischen Charakteristika des einzelnen Menschen, seinen Empfindungen, seiner Vorstellung von dem, wie andere über ihn denken, von seinen Stimmungen und Verhaltensformen. Zwischen Körperschema und Körperimago besteht ein permanentes Wechselspiel, sie entwickeln sich parallel. Aus Vorstellungen und Bewußtsein des Körpers entwickelt sich das **Körper-Ich** als Grundlage der **Identität.**

Körper-Identität ist das Gefühl, **daß** ich bin (Peritz-Favre 1989). Es wird erlebt

- durch das Gefühl, daß die Körperteile zu mir gehören,
- durch das Gefühl für die körperliche Grenze,
- durch das Gefühl, daß die Körperteile zusammengehören,
- durch das Gefühl für die verschiedenen Körperteile,
- durch direkte sinnliche Erfahrungen nonverbaler Kommunikation,
- durch Wahrnehmungsprozesse auf körperlicher Ebene.

Ich-Identität hingegen ist das Gefühl, **wer** ich bin, erlebt auf psychischer Ebene. Diese entwickelt sich erst auf Grundlage der Körper-Identität. Dieser Prozeß ist mit der motorischen Entwicklung gekoppelt, diese ist also Teil der Gesamtentwicklung. Die Körper- und die Ich-Identität tragen nun auch maßgeblich zum Bewegungsverhalten, dem motorischen Ausdruck, bei. In der Körperhaltung, der Körpersprache, den Bewegungen, den Handlungen und schließlich dem gesamten Verhalten spiegelt sie sich wider.

Vor allem für die Entwicklung der affektiv-emotionalen Anteile der Körper-Identität ist naturgemäß die Beziehung zu den Menschen in der Umgebung, zunächst einmal hauptsächlich zur Mutter, von entscheidender Bedeutung. „Die Persönlichkeit des Kindes [...] ist zugleich das Ergebnis der nervlichen Reifung und der beständigen Interaktion der fundamentalen Bereiche des Ichs mit der Umwelt. Diese körperlich erlebten Beziehungen tragen dazu bei, das zu schaffen, was man die Persönlichkeit des Kindes nennt“ (Vayer 1978, 20).

Zwischen Mutter und Kind entsteht nach Ajuriguerra ein **tonischer Dialog.** Um ein einheitliches Körper-Ich entwickeln zu können, ist das Kind nach dem Verlust der vorgeburtlichen **fusionellen Ganzheit** auf den intensiven Körperkontakt mit der Mutter angewiesen (Esser 1995a, 23). Mit den einzelnen Schritten der motorischen Entwicklung beginnt das Kind, sich von der Mutter zu lösen. „In dem Maße, wie die Mutter die fundamentalen materiellen und affektiven Bedürfnisse des Kindes befriedigt, wird die tonische Funktion sich lockern und es wird dem Kind durch den Gebrauch seines eigenen Körpers auch die Möglichkeit gegeben, seine Umwelt zu erobern“ (Vayer 1978, 19). Das Kind kann immer mehr räumliche und zeitliche Distanz ertragen und selbst herstellen, je mehr es in der Lage ist, sich fortzubewegen. Bedingung hierfür ist auch, daß das Kind in der Lage ist, die körperliche Kommunikation durch symbolische Kommunikationsformen wie Gesten, Blicke und Laute und schließlich die Sprache zu ersetzen.

Schon mit der Befruchtung beginnt die Individualität. Auch wenn die motorische Entwicklung einem unausweichlichen Plan folgt, entwickelt doch jeder seine eigene Art und Weise, sich zu bewegen (nicht zufällig finden sich extreme Vereinheitlichung von Bewegungsabläufen und motorischer Drill in Institutionen, in denen Individualität ein Störfaktor ist).

Trotzdem entwickeln sich verschiedene Typen von Haltungs- und Bewegungsformen. Diese sind zunächst einmal abhängig von Körpergröße und Körperbau, die bei ähnlich gelagerten „Typen“ auch sehr ähnlich sein können. Besonders deutlich wird das bei kleinwüchsigen Menschen; sie entwickeln oft bis ins Detail ähnliche Bewältigungsstrategien. Hinzu kommen der individuelle und nicht immer gleichbleibende Grundtonus, bevorzugte Betätigungen, psychische Faktoren etc. Aus all diesem entwickeln sich individuelle, aber manchmal auch sehr ähnliche Bewegungs- und Hand-

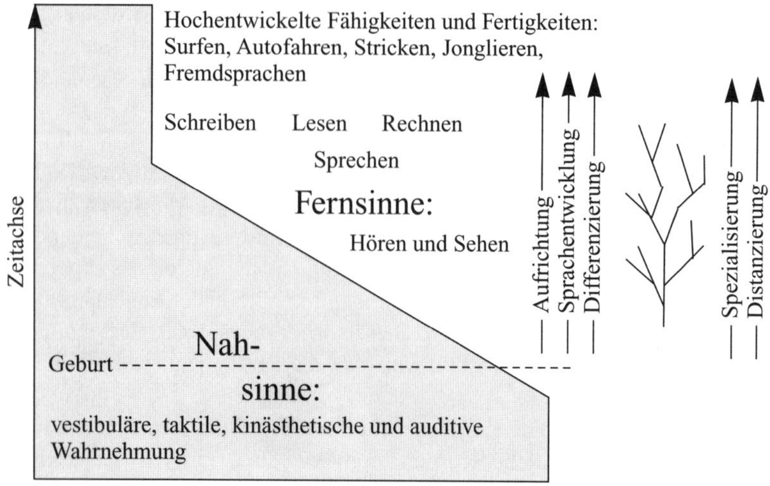

Abb. 7: Erweitertes Modell zur Kindesentwicklung (nach Peritz-Favre 1989)

lungsstrategien. Eine Schädigung ist also auch nur ein Faktor, der von all diesen Dingen beeinflußt wird und sie selbst beeinflußt.

Ebenso passen Menschen in verschiedenen Klimazonen auch ihr Bewegungsverhalten dem Klima an. Es wird u. a. durch die unterschiedlichen Möglichkeiten, sich im Freien aufzuhalten und dort bei unterschiedlichen Temperaturen Aktivitäten auszuüben, aber auch durch den Bewegungsspielraum, den die jeweils notwendige Kleidung, Temperatur und Landschaft bieten, geprägt.

Hin und wieder geschieht es sogar, daß einem jemand begegnet, der einen in Physiognomie, Haltung und/oder Bewegungen so sehr an jemand anderes erinnert, daß man von einem Doppelgänger spricht. Schließlich gibt es auch Menschen, die in der Lage sind, die Sprache und auch das Bewegungsverhalten eines anderen täuschend echt nachzuahmen, und doch bleibt bei genauerem Hinsehen natürlich ein großes Maß an individuellem, einzigartigem Verhalten übrig.

Ebenso unterschiedlich ist das Bedürfnis, sich zu bewegen und körperliche Reize zu suchen oder zu vermeiden. Jeder Mensch muß Bewegungen ausführen und sich körperliche Reize zuführen, um sich am Leben und funktionstüchtig zu erhalten. In welchem Maße und auf welche Art und Weise er das tut, hängt von seinem Körperempfinden und seiner Körper-Identität ab. Auch im Bereich der Normalität findet sich eine gewisse Bandbreite von Empfindlichkeit vor allem in der taktilen und vestibulären Wahrnehmung.

Die einen suchen mehr Körperkontakt, die anderen sind dort wesentlich zurückhaltender, die einen setzen sich immer wieder vestibulärer Reize aus, um ihr Gleichgewicht zu spüren, die anderen wiederum vermeiden Herausforderungen des Gleichgewichts. So entsteht nach Peritz-Favre (1989) ein ganzes Spektrum von Empfindlichkeitsgraden, von über- bis unterempfindlich. Sie ordnet dieser unterschiedlichen Empfindlichkeit auch emotionale, charakterliche und andere Verhaltensmerkmale zu (s. Abb. 8).

überempfindlich			unterempfindlich
pathologisch	normal		pathologisch
zurückgezogen kaum kommunikativ zwanghaft	kontaktarm reserviert korrekt strukturiert	kontaktfreudig temperamentvoll unordentlich kreativ	distanzlos bindungsunfähig chaotisch

Abb. 8: Über- und Unterempfindlichkeit (nach Peritz-Favre)

Auch hier wird noch einmal sehr deutlich, daß sich die körperliche Identität nicht von der Persönlichkeit trennen läßt. Dies bedeutet nicht notwendigerweise, daß z. B. Zwanghaftigkeit durch eine möglicherweise neurologisch bedingte Überempfindlichkeit hervorgerufen wird, sondern daß geistig-emotionale und körperliche Entwicklung **parallel** verlaufen. Wenn wir davon ausgehen, daß jeder Mensch eine individuelle Entwicklung durchläuft und daß sich Gedanken, Emotionen und Bewegungen in den verschiedenen Hirnarealen abbilden, wird sich auch jedes Gehirn von allen anderen unterscheiden. Möglicherweise würden die Gehirne von korrekten und strukturierten Menschen mehr Ähnlichkeit miteinander aufweisen als mit dem Gehirn eines unordentlichen und kreativen Menschen. Dies bedeutet allerdings nicht, daß ihre Gehirnstruktur zu den verschiedenen Persönlichkeitsmerkmalen führt, denn das Gehirn entwickelt sich gemeinsam mit der Persönlichkeit.

An dieser Stelle möchte ich den Entwicklungsbegriff problematisieren. In ihm schwingt immer der Gedanke mit, daß die Entwicklung einem Ziel folgt, das mit ihrem Abschluß erreicht ist. Das menschliche Leben besteht aus unterschiedlichen Abschnitten, die alle Teil ebendieses Lebens sind. Auch die Kindheit ist ein Lebensabschnitt, der nicht allein dazu dient, sich zum Erwachsenen zu entwickeln. Der Mensch entwickelt sich nicht **zum** Menschen, sondern **als** Mensch (Blechschmidt 1984, 158).

Die verschiedenen kleinen und großen Lebensabschnitte haben also eine **gegenwärtige** und eine **zukünftige** Bedeutung. Unterschiedliche Phasen der körperlichen Entwicklung können dabei unter einem bestimmten Schwerpunkt stehen und sich unterschiedlich auf die psychische Verfassung auswirken. Hierzu drei Beispiele:

1. Kinder entwickeln z. B. häufig beim Laufenlernen einen bis dahin ungeahnt großen Ergeiz, der einerseits mit viel Ärger bei Mißerfolgen, schließlich aber mit großem Stolz über das erreichte Ziel verbunden ist. Dann können die Kinder sich mehr und mehr von der Hand, die sie bis dahin als Halt brauchten, lösen und beginnen, „ihre eigenen Wege zu gehen".

2. Bei vielen Kindern kommt es etwa im vierten Lebensjahr zu einer besonders ausgeprägten Harmonie in ihrem Bewegungsverhalten, das möglicherweise auf ein besonderes Verhältnis von Körperproportionen und motorischer Entwicklung zurückzuführen ist und zu einem besonderen Gleichgewicht zwischen emotionaler und motorischer Entwicklung führen kann.

3. Geläufiger sind den meisten sicherlich noch das Mißverhältnis und die körperliche Unsicherheit nach größeren Wachstumsschüben, vor allem aber mit Eintreten der körperlichen Veränderungen zu Beginn der Pubertät. Hier ist eine merkwürdige Unproportionalität festzustellen, die Kinder bzw. Jugendlichen wissen buchstäblich mit ihrem Körper wenig anzufangen, und sie müssen sich erst langsam in die körperlichen Veränderungen hineinfinden.

Die körperliche Entwicklung ist also kein Kontinuum, sondern eine Geschichte von Entwicklungstufen, Auseinandersetzungen und Brüchen in der Entwicklung. In dieser Geschichte erlebt jedes Kind tagtäglich sich und seine Umwelt über seinen Körper und entwickelt so ein individuelles Verhältnis zu sich und seinem Körper, das seine Gegenwart und seine Zukunft bestimmt. Dies ist nicht zuletzt abhängig von der materiellen, räumlichen und sozialen Umgebung, denn natürlich wird ein Kind, das täglich mehrere Stunden vor dem Fernseher sitzt, ein anderes Verhältnis zu seinem Körper entwickeln als ein Kind, das draußen Möglichkeiten hat, seine körperlichen Fähigkeiten zu erproben und zu erweitern.

Aber auch andere Faktoren wirken sich auf die körperliche Entwicklung aus. So sind z. B. kleine Kinder vor allem in den ersten Lebensjahren ihren größeren Altersgenossen nicht selten überlegen, da es ihnen leichter fällt, ihren Körper zu beherrschen und sie in den Phasen der Aufrichtung eine kürzere Distanz zu bewältigen haben. Nicht zuletzt werden sie oft jünger geschätzt und nicht so sehr gefordert wie ihre größeren Altersgenossen.

Natürlich sind all die gezeigten Beispiele lediglich Möglichkeiten, die nicht so eintreffen müssen und von vielen Faktoren abhängig sind. Sie sollen aber deutlich machen, daß es vielfältige Einflüsse auf die motorische Entwicklung gibt, die diese mitbestimmen, und daß es Lebens- und Entwicklungsphasen gibt, in denen die Motorik eine unterschiedliche Rolle auch in der emotionalen Entwicklung einnimmt.

Damit wird auch klar, daß es die eine „ideale" motorische Entwicklung nicht geben kann. Und doch gibt es eine Art Leitlinie für eine geglückte motorische Entwicklung. Diese orientiert sich an der oben angesprochenen Übereinstimmung zwischen körperlichem und emotionalem Zustand im Sinne eines grundsätzlichen **Sich-in-seinem-Körper-Wohlbefindens.** Voraussetzung hierfür sind lustvolle Bewegungserfahrungen, die an einer positiven Strukturierung des Körpers mitwirken. Mit diesen Erfahrungen kann der Mensch schließlich „einen geschmeidigen, entspannten Körper [...] besitzen, der als Ganzes reagiert, dessen Bewegungen koordiniert sind" (Janov 1974, 130).

Das allgemeine Verhältnis zum eigenen Körper bestimmt maßgeblich auch das Verhältnis zum Mitmenschen, nicht zuletzt über das „besondere" körperliche Verhältnis zur Sexualität.

Heute wird sehr viel von Mobilität, also Beweglichkeit, gesprochen. Damit gemeint ist nicht selten die Beweglichkeit von Fahrzeugen, die unseren Körper durch den Raum bewegen, so daß dieser das nicht mehr selbst tun muß. Dies ist nur konsequent in einer Welt, in der Bewegung zumeist nur passiv auf dem Bildschirm erlebt wird und ansonsten eine untergeordnete Rolle spielt. Vor allem für Kinder aber ist es enorm wichtig, daß sie sich mit ihrem eigenen Körper bewegen können, um auch geistige und emotionale „Mobilität" zu entwickeln.

3. Körperbehinderung

Der Begriff **Körper-Behinderung** beinhaltet, daß es sich hier um eine von mehreren möglichen Formen von **Behinderung** handelt. Ohne den Diskurs über die Frage „Was ist Behinderung" in der Tiefe erörtern zu können, sind doch einige grundlegende wissenschaftstheoretische Gedanken vonnöten. Schon bevor Speck sich mit dem „System Heilpädagogik" (1. Aufl. 1988, 3. Aufl. 1996) auseinandersetzte, ist der Begriff Behinderung problematisiert worden. Ausgangspunkt der Sonderpädagogik als Wissenschaft ist eine Gruppe von Kindern, die mit den herkömmlichen Mitteln der Pädagogik nicht oder nur unter besonderen Bedingungen zu erreichen war und in der Regel aus dem allgemeinen Schulsystem ausgesondert wurde.

Vorreiter der Sonderpädagogik als Wissenschaft waren PädagogInnen, die sich „besonderer" Kinder angenommen und ihre pädagogischen Bemühungen niedergelegt haben. Von „Idioten" und „Krüppeln" ausgehend, entwickelte sich im Laufe der Geschichte der Betrachtung von Abweichungen von der „normalen" Entwicklung der Terminus der **Behinderung.** Zum ersten Mal taucht der Begriff bei Egenberger (1958) auf, zum zentralen Begriff in der Sonderpädagogik wurde er von 1972 an durch Bleidicks „Pädagogik der Behinderten" (s. dazu Speck 1988, 104). Er ist das bisherige Ergebnis des Versuches, einem Phänomen, das in der menschlichen Natur und Gesellschaft auftritt, wissenschaftlich nahezukommen.

Nicht zuletzt die Tatsache, daß in anderen Gesellschaften Menschen, die wir heute als behindert wahrnehmen und bezeichnen würden, andere Funktionen innehatten und damit anders wahrgenommen und angesehen wurden, läßt uns daran zweifeln, daß es sich bei dem Begriff der Behinderung um einen Begriff handelt, der eine **ureigene** Wahrheit über diese Gruppe von Menschen ausdrückt.

Die pädagogische Wissenschaft hat nun eine Ordnung angelegt, Kriterien geschaffen, unter denen ein davon abweichender Mensch als behindert zu beschreiben ist. Diese Beschreibung ist, wie jeder Versuch der Klassifizierung, lediglich eine Annäherung an das Phänomen (Bateson 1982, 41f). Was Bateson für naturwissenschaftliche Phänomene nachweist, gilt in noch erheblicherem Maße für die Beschreibung und Klassifikation menschlicher

Entwicklung und menschlichen Verhaltens, denn hier spielen das Weltbild und der gesellschaftliche Kontext des Wissenschaftlers eine weitaus größere Rolle.

Schwierigkeiten entstehen vor allem dann, wenn der Begriff der Behinderung von anderen abgegrenzt werden soll, wie z. B. von Begriffen wie Normalität, Krankheit oder Störung. Es treten dann Fragen auf wie:

- Wo genau ist der Übergang von Normalität zu Behinderung?
- Zu welchem Zeitpunkt beginnt eine Behinderung?
- Wann wird aus einer vorübergehenden Krankheit eine Behinderung?
- Wie lange kann man von einer Störung sprechen und ab wann von einer Behinderung?
- Dauert eine Behinderung ein Leben lang an?

In den meisten Fällen werden diese Fragen ohne weiteres zu beantworten sein, an den sogenannten Grenzfällen zeigt sich aber die Problematik des Begriffs. Dies gilt in noch höherem Maße für die Unterscheidung von **Behinderungsformen.** Die Unterscheidung und Klassifikation von Behinderungen steht vor mehreren nicht leicht zu lösenden Problemen:

- Welche Kriterien muß ein Kind erfüllen, um einer bestimmten Behinderungsform zugeordnet zu werden?
- Werden mit den verschiedenen Behinderungsformen alle behinderten Kinder erfaßt?
- Welcher Behinderungsform wird ein mehrfachbehindertes Kind zugeordnet?
- Welcher Behinderungsform wird ein Grenzfall zwischen zweien zugeordnet?

Die Sonderpädagogik als Wissenschaft mit ihren verschiedenen Fachrichtungen hat versucht, auf diese und andere Fragen Antworten zu finden. Im Zusammenhang mit der Einrichtung verschiedener Schultypen ist eine Klassifikation entstanden, nach der Kinder mit verschiedenen Behinderungen einem für sie geeigneten Schultyp zugeordnet werden sollen. In der Praxis entstehen dabei allerdings erhebliche Schwierigkeiten. Entscheidungen über die Zuweisung jedes einzelnen Kindes zu einem Sonderschultypus werden mehr oder weniger mit der jeweiligen wissenschaftlichen Meinung übereinstimmend getroffen. Die Klassifikationen erweisen sich nicht immer als praxistauglich und müssen daher immer wieder überdacht und revidiert werden.

„Ein Schulsystem ohne Sonderschulen kann auf die pädagogische Feststellung von Behinderungsarten verzichten“ (Speck 1988, 110). Begriffe wie Primärbehinderung, Sonderschulbedürftigkeit, sonderpädagogischer

Förderbedarf und nicht zuletzt das Konstrukt „Förderschule“ sind Ausdruck der Hilflosigkeit, die Diskussion und die in ihr wohnenden Widersprüche auf diesem Gebiet in Worte zu fassen. Es sei an dieser Stelle auf den Satz Korzybskis verwiesen: „Die Karte ist nicht das Territorium, und der Name ist nicht die benannte Sache“ (zitiert nach Bateson 1982, 40). Er gilt hier in besonderem Maße, denn schließlich muß sich die Tragfähigkeit einer Klassifikation an jedem einzelnen Kind beweisen, ein Anspruch, dem die derzeitige Spezialisierung nicht immer gerecht wird. Daß Menschen **das** sind, was wir als behindert bezeichnen, ist normal. „Die Gebrochenheit des Menschen ist konstitutiv für seine Existenz“ (Speck 1988, 113). Wer hat nicht bei der Begegnung mit offensichtlich behinderten Menschen schon einmal daran gedacht, daß er/sie auch selbst einmal betroffen sein könnte?

Auch für die geradezu klassische Behinderungsform der Körperbehinderung treffen die obengenannten Zuordnungsschwierigkeiten in steigendem Maße zu. Als „körperbehindert“ definiert sind laut § 39 Abs. 1 BSHG „Personen, die in ihrer Bewegungsfähigkeit durch die Beeinträchtigung ihres Stütz- oder Bewegungssystems nicht nur vorübergehend wesentlich behindert sind oder bei denen eine wesentliche Spaltbildung des Gesichts oder des Rumpfes bestehen“. Zentraler Begriff und gemeinsames Merkmal ist die **Einschränkung der Bewegungsfähigkeit.** Mit diesem gemeinsamen Nenner ist eine Vielzahl von Erscheinungsformen und Ursachen gemeint, von Muskelerkrankungen über Fehlbildungen der Gliedmaßen, multiple Sklerose, Querschnittslähmung etc. bis zu der größten Gruppe mit Schädigungen des zentralen Nervensystems. Auch hier braucht man nun wieder eine Klassifikation, unter die all diese verschiedenen Erscheinungsformen gefaßt werden können.

Die Literatur bietet verschiedene Klassifikationen nach Ursachen, Symptomen, Ausmaß und Zeitpunkt der Schädigung an. Damit ergeben sich verschiedene Gruppen von Schädigungen bzw. Behinderungen:

Schädigungen des ZNS:

- cerebrale Bewegungsstörung (angeboren, prä- oder perinatal)
  - Spastik
  - Athetose
  - Ataxie
  - Hypotonie
- später auftretende cerebrale Bewegungsstörungen (postnatal durch Hirnhautentzündungen und Verletzungen des Gehirns)
- spina bifida (angeborene Rückenmarksschädigung)
- erworbene Querschnittslähmung

Schädigungen ohne Beteiligung des ZNS:

- Gliedmaßenmißbildungen
- Gliedmaßenverlust durch Unfall
- Gelenkrheuma
- Glasknochenkrankheit
- Bluterkrankheit

Später auftretende Behinderungen:

- progrediende Muskelerkrankung
- multiple Sklerose

Jeder Körperbehinderung geht eine Schädigung voraus, deren Ursache, Zeitpunkt und Ausmaß für die Symptomatik entscheidend sind. So ist es selbstverständlich, daß eine Schädigung des Gehirns eine andere Symptomatik nach sich zieht als eine Schädigung der Nervenbahnen im Rückenmark, im Stoffwechselkreislauf der Muskeln oder im Wachstum der Gliedmaßen. Ausschlaggebend dafür ist die Ursache. Dabei lassen sich erblich bedingte und toxische Schädigungen relativ leichter eingrenzen und prognostizieren als z. B. Schädigungen nach Sauerstoffmangel. Eng aneinander gekoppelt sind Ursache und Zeitpunkt der Schädigung.

Erbliche Schäden

- genetisch bedingte Enzymdefekte
- Chromosomenveränderungen
- Stoffwechselstörungen
- Schädigungen der Ei- oder Samenzelle usw.

Intrauterine (prä- und perinatale) Schädigungen

- Hirnschädigungen
  - durch Sauerstoffmangel
  - durch mechanische Traumata
- Gliedmaßenmißbildungen durch Medikamente oder Umwelteinflüsse
- spina bifida

Erworbene Schädigungen

- Schädigungen nach Erkrankungen
  - Knochen-/Gelenk-Tbc
  - Poliomyelitis
  - Gelenkrheuma
  - Erkrankungen der Wirbelsäule

- Unfallschädigungen
  - Querschnittslähmung
  - Gliedmaßenverlust
  - Hirnschädigungen nach Schädelverletzungen

Grundsätzlich läßt sich sagen: Je **früher** der Zeitpunkt der Schädigung liegt, um so **genereller** sind die Auswirkungen. Betrachten wir die Entwicklung von der Eizelle zum Embryo, zum Kleinkind und schließlich zum Erwachsenen als **fortschreitende Differenzierung** und **Spezialisierung,** ist dies unschwer nachzuvollziehen. Können genetisch bedingte Veränderungen zur Veränderung aller Zellen des Körpers führen, so beeinflußt ein Sauerstoffmangel bei der Geburt vor allem die Funktion des Gehirns. Während diese Schädigung zu einem so frühen Zeitpunkt die Gesamtentwicklung maßgeblich mitbeeinflußt, kann es beispielsweise nach einem Unfall lediglich zu partiellen Ausfällen kommen. Dieser Grundsatz ist vor allem für die Betrachtung von cerebralen Bewegungsstörungen von Interesse.

Wenn sich also frühere Schädigungen genereller auswirken, sagt dies noch nichts über das Ausmaß der Schädigung aus. Diese kann ähnlich unterschiedlich wie die Form oder Symptomatik der Körperbehinderung sein. Es reicht von medizinisch nicht nachweisbaren minimalen Bewegungsstörungen mit kaum auffälliger Symptomatik (siehe auch Kap. 1.2.), die nur in Belastungssituationen deutlich werden wie schnelles Laufen, Trampolinspringen etc. (Kiphard hat sich dies mit dem Trampolin-Körperkoordinationstest TKT zunutze gemacht für die Diagnose leichter hirnorganischer Dysfunktionen; dabei kommt er zu qualitativen Unterscheidungen, die durchaus den zerebralen Bewegungsstörungen entsprechen), bis hin zu Bewegungseinschränkungen, die selbständige Fortbewegung, Selbsthilfe etc. unmöglich machen. Art, Zeitpunkt und Ausmaß der Schädigung lassen also ein breites Spektrum an möglichen Körperbehinderungen erwarten, die für Schulerfolge, die Teilnahme am gesellschaftlichen Leben, die zu erreichende Selbständigkeit und Unabhängigkeit und schließlich das subjektive Befinden die unterschiedlichsten Prognosen zulassen.

Gemeinsamer Nenner des sich aus Ursache, Erscheinungsform und Ausmaß ergebenden Krankheitsbildes ist aber die **Bewegungseinschränkung** oder **-störung,** diese ist – phänomenologisch gesehen – allen Kindern mit Körperbehinderungen gemeinsam. Erinnern wir uns nun an den sensomotorischen Regelkreis. Schädigungen können jede Ebene des sensomotorischen Regelkreises treffen. Sie führen jeweils zu einer anderen Symptomatik. Es wird deutlich, daß es sich jeweils um eine andere funktionale Ebene mit unterschiedlichen Auswirkungen handelt.

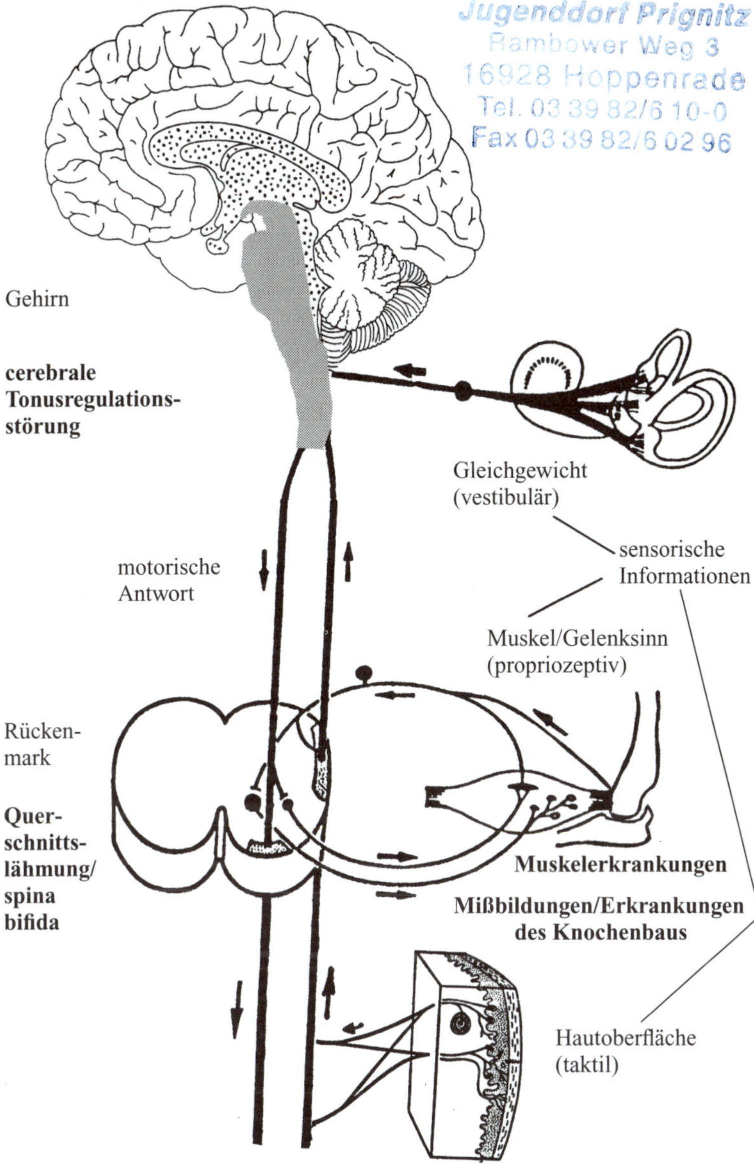

Abb. 9: Sensomotorischer Regelkreis mit zugeordneten Krankheitsbildern

Den in Kapitel 2.1. dargestellten Teilen des sensomotorischen Regelkreises lassen sich nun die Bewegungsstörungen zuordnen. Die Schädigung wirkt jeweils an einer anderen Stelle auf den Regelkreis ein.

Auch diese funktionale Einteilung ist nicht ganz systematisch (Phänomene in der Natur – und dazu gehören schließlich auch die Funktionalität des menschlichen Körpers und ihre Schädigungen – lassen sich in den seltensten Fällen durch **eine** Systematik vollständig fassen). So gehört z. B. das Krankheitsbild der spina bifida ursächlich zu den Mißbildungen des Knochenbaus, die Schädigung des Rückenmarks ist sekundär.

Funktional, also auch vom sensomotorischen Regelkreis her betrachtet, ist diese sekundäre Schädigung jedoch bestimmend für das Krankheitsbild, denn sie führt zu einer ähnlichen Symptomatik wie die sogenannte erworbene Querschnittslähmung.

Bei minimalen Bewegungsauffälligkeiten stellt sich die Frage, ab wann von einer Störung die Rede sein kann, wer oder was gestört ist und wann diese Störung als Behinderung bezeichnet werden kann.

Nicht alle Kinder, die eine Schule für Körperbehinderte besuchen, würden sich selbst als körperbehindert bezeichnen, manchen sieht man die Körperbehinderung auch auf den zweiten Blick nicht an, einige werden nach Verlassen der Schule auch nicht weiter als körperbehindert gelten.

Ob und wie ein Mensch sein **körperliches Anderssein** subjektiv als Behinderung empfindet, hängt neben Form und Ausmaß auch von Akzeptanz und Integration in der engeren sozialen Umgebung (Familie, Schule ...) ab. Davon abhängig ist zum anderen aber auch der gesellschaftliche und wirtschaftliche Status. „Der Behinderte wird an seiner produktiven Brauchbarkeit gemessen, Behinderungen werden in Graden der Erwerbsfähigkeit gemessen. ‚Minderung der Erwerbsfähigkeit' (MdE) nennt sich das Beurteilungsschema" (Klee 1976, 131).

Die gesellschaftliche Wertschätzung bestimmt auch die Selbsteinschätzung: „Ich kann nicht mehr schnell laufen, mich nur noch kurz konzentrieren und habe große Schwierigkeiten beim Sehen. Aber behindert bin ich, weil ich meinen Beruf nicht mehr ausüben kann" (Schlaganfallpatient in der Rehabilitation).

Nicht zuletzt Normen und Werte der nichtbehinderten Gesellschaft lassen aus Schädigungen und Abweichungen Behinderungen werden (vgl. Mitglieder der Krüppelgruppe Bremen 1980, 6). Menschen mit Körperbehinderung fühlen sich oft als unnormal ausgesondert und in ihrer Gesamtpersönlichkeit getroffen. So wird nicht selten „[...] ‚normales kindliches Fehlverhalten' als behindertenspezifischer Defekt gesehen" (Christoph 1980, 13).

Auf jeden Fall trifft es zu, daß sonderpädagogisch betreute Kinder mit Körperbehinderungen genauer beobachtet werden, und so manches Verhalten wird zu Recht oder zu Unrecht ihrer Behinderung angelastet. Auch wenn es hier leicht zu Fehlinterpretationen und damit zu Vorurteilen kommt, ist die Trennung von Behinderung und sonstigem Verhalten nur schwer aufrechtzuerhalten, denn weder ist die Persönlichkeit unabhängig von einer Behinderung – schließlich ist sie Teil der Person – noch ist die Behinderung das einzig bestimmende Merkmal der Persönlichkeit. „Wie hängst du in deinem Rollstuhl [...]. Mach dich doch nicht anormaler als du bist" (Schwerdt 1980, 74). Nicht die Schädigung allein ist ausschlaggebend dafür, welche Rolle sie **subjektiv** für den Menschen spielt, es ist nicht gesagt, „daß Bewegungseinschränkung per se unglücklich macht" (S. 79).

Natürlich haben bestimmte Behinderungen de facto ähnliche Auswirkungen auf das Leben eines Menschen, es lebt jedoch jeder individuell mit seiner Behinderung. In körperlicher, geistiger, emotionaler und vor allem sozialer Auseinandersetzung entstehen Einstellungen zur Behinderung. Diese sind ausschlaggebend dafür, wie ein Mensch mit seiner Behinderung umgeht, welche Rolle sie in seinem Leben spielt und welche Möglichkeiten er sich trotz seiner Behinderung schaffen kann.

Die Schädigung selbst ist auch nur ein Faktor neben anderen in der Entwicklung. Ebenso, wie sie andere Faktoren und damit die Gesamtentwicklung beeinflußt, steht sie selbst unter dem Einfluß anderer Faktoren. „Soziale Bedingungen und Persönlichkeitsvariablen bestimmen individuell die Art und den Grad der Folgeerscheinungen einer Schädigung" (Speck 1988, 111).

Solche Faktoren oder Variablen, die zunächst einmal im einzelnen Menschen begründet zu liegen scheinen, sind u. a.: Größenwachstum, Körpergewicht, Physiognomie, genetische Dispositionen, Temperament, Charaktermerkmale, besondere Fähigkeiten wie Musikalität, Kreativität etc.

Die genannten Faktoren sind selbstverständlich nicht unabhängig von äußeren Einflüssen, aber wir wissen heute auch, daß das Kind nicht als tabula rasa auf die Welt kommt. Vielmehr bringt es bereits Merkmale mit auf die Welt, die sich im Austausch mit der Umgebung unterschiedlich entwickeln können. „Für das Verständnis der Entwicklungsbedingungen körperbehinderter Kinder ist die [...] Auffassung des Zusammenwirkens von Reifungs- und Lernvorgängen, von endogenen und exogenen Faktoren, von biologischen Bedingungen und ‚äußeren' Erfahrungen vom heutigen Wissensstand her gesehen zwingend" (Leyendecker/Neumann 1983, 411).

Dies soll die Bedeutung der familiären und sozialen Umgebung für die Entwicklung eines Kindes mit einer Schädigung, die zu einer Behinderung führen kann, keineswegs schmälern. Diese ist sicherlich von noch entscheidenderer Bedeutung, als sie es bei einem nichtbehinderten Kind ist. Denn dieses kann sich besser behaupten und wird schneller unabhängig als das Kind, das mit einer Bewegungseinschränkung aufwächst. Kinder mit Körperbehinderungen sind in weitaus größerem Maße von ihrer Umgebung abhängig, nicht zuletzt darin, welche Selbständigkeit und Unabhängigkeit sie erreichen können.

Angst, Selbstvorwürfe, unsichere Prognosen u. v. m. erschweren von Beginn an die Beziehung der Eltern zu ihrem Kind. Enttäuschungen über die gegenüber den Erwartungen ausbleibende, verzögerte oder veränderte Entwicklung kommen im Laufe der Zeit hinzu. Das Kind verfügt möglicherweise nur begrenzt über ein aktives Repertoire an Ausdruckssignalen und Verhaltensweisen, die wiederum das mütterliche Verhalten positiv anregen, der tonische Dialog (Ajuriguerra) zwischen Mutter (natürlich auch Vater) und Kind ist beeinträchtigt. Lange Krankenhausaufenthalte, die persönliche und soziale Enttäuschung über das nicht „perfekte" Kind und nicht zuletzt die Einflußnahme von Ärzten und anderen Fachleuten beeinflussen die Beziehung, die sich zwischen Eltern und Kind entwickelt.

Neben allen „normalen" Veränderungen, die die Geburt eines Kindes (zumal des ersten Kindes) mit sich bringt, sind vor allem die Fragen

- Wie können Enttäuschungen verarbeitet werden?
- Wie können die Eltern ihr Kind trotz Behinderung annehmen?
- Wie werden sie von ihrer sozialen Umgebung unterstützt?
- Wie finden sie institutionelle Hilfe?

entscheidend dafür, daß eine intakte, spannungsfreie und anregende Eltern-Kind-Beziehung entsteht und sich das Kind in einem positiven familiären Klima seinen Möglichkeiten entsprechend entwickeln kann.

Dazu beizutragen ist erste Aufgabe der Früherkennung und -förderung. Zunächst einmal gilt es, Abweichungen von der normalen Entwicklung möglichst früh und genau festzustellen, um das Ausmaß der Behinderung so gering wie möglich zu halten. Danach geht es darum, die notwendigen therapeutischen Maßnahmen einzuleiten und in den Familienalltag zu integrieren. Die Gefahr, daß Eltern in ihrer Unsicherheit und Hilflosigkeit unter dem Einfluß von Fachleuten zu sehr zu Hilfstherapeuten werden, ist dabei auch heute noch groß. Es ist daher ungemein wichtig, den Eltern dabei zu helfen, über allen therapeutischen Maßnahmen ihr natürliches Verhältnis zu ihrem Kind zu suchen.

Auch gegen Überbehütung, unangemessene Erwartungen, Über- und Unterforderung kann sich das Kind mit einer Körperbehinderung noch weniger wehren als das nichtbehinderte Kind. So ist die Entwicklung der Persönlichkeit und der sozialen Beziehungen des Kindes mit einer Körperbehinderung weitaus anfälliger für Störungen, die aus den primären Beziehungen resultieren.

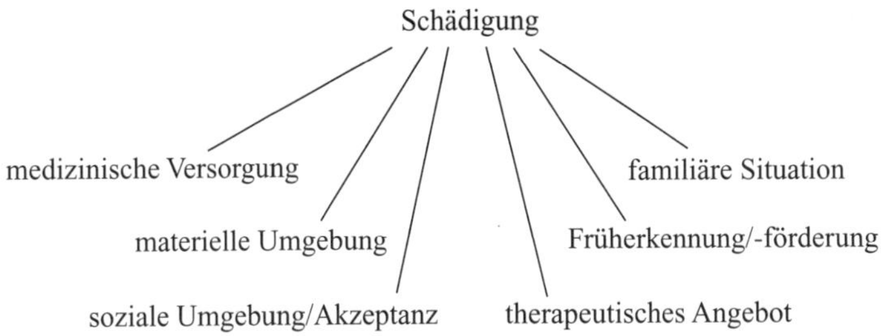

Abb.10: Faktoren, die die Auswirkungen der Schädigung beeinflussen

Aber auch noch andere Bereiche sind daran beteiligt, zu welcher Behinderung sich eine Schädigung entwickelt und welche Bedeutung sie für die Gesamtpersönlichkeit hat (Abb. 10).

Je früher und je schwerwiegender die Schädigung ist, um so bestimmender wirkt sie sich auf die gesamte Entwicklung aus. Verläuft bei einigen Kindern mit Körperbehinderung die frühkindliche Entwicklung möglicherweise weitgehend unbeeinträchtigt (später auftretende Behinderungen wie Muskelerkrankungen, multiple Sklerose u. a.), so ist sie bei Kindern mit cerebralen Schädigungen von Beginn an gestört. Aus diesem Grund werde ich auch die psychomotorische Entwicklung von Kindern dieser (im übrigen anteilmäßig größten) Gruppe ausführlicher betrachten. Vor allem für Kinder mit Hirnschädigungen gilt aber: Niemand kann die mögliche, sich später entwickelnde Körperbehinderung prognostizieren; einfache Kausalzusammenhänge lassen sich nicht konstruieren, zumal eine Hirnschädigung sich nicht einfach lokalisieren läßt, sondern vielmehr aus dem sich abzeichnenden Krankheitsbild geschlossen wird. „Die Klassifikation einer möglichen Körperbehinderung oder aber die Absicherung einer zerebralen Bewegungsstörung im Hinblick auf ihren Schweregrad und ihre Prognose erscheinen praktisch unlösbar“ (Flehmig 1987, 2).

Der Sauerstoffmangel trifft das noch völlig unausgereifte Gehirn diffus in unberechenbarer und unterschiedlicher Intensität. Der Akzent liegt daher auch auf „Früherkennung“ und nicht „Diagnose“ bei einem Säugling, der am Beginn seiner psychomotorischen Entwicklung steht.

Grundsätzlich gilt auch für das Kind mit einer Schädigung, die sich zu einer Körperbehinderung entwickelt, all das oben über die **kindliche Entwicklung** Gesagte. Auch die Entwicklung dieses Kindes vollzieht sich nach dem Prinzip des **sensomotorischen Regelkreises,** auch bei diesem Kind kommt es zu **Tonusregulationen, Anpassungsreaktionen,** und auch dieses Kind entwickelt **Selbstregulationsmechanismen.** Seine **kortikale Struk-**

tur ist ebenso hierarchisch gegliedert, und auch bei ihm regelt die formatio reticularis den **Wachheitsgrad.** Auch für dieses Kind gilt, daß es eine Vielzahl von **Einzelbewegungen** entwickelt, die es zu **Handlungen** zusammensetzt, die wiederum das (motorische) **Verhalten** ausmachen. Schließlich entwickelt auch dieses Kind eine **Körper-** und **Ich-Identität** und drückt sich im Sinne der **somatischen Expressivität** in seinen Bewegungen aus.

Je umfassender und früher die Schädigung, um so mehr unterliegen die gesamten Funktionskreise der Entwicklung der strukturellen Veränderung. Fröhlich spricht von „Veränderungen oder Störungen (der) Bewegungsaktivität und Bewegungskompetenz [...], aus denen individuelle Beeinträchtigungen der Emotionalität, der Wahrnehmung, des Lernens und vor allem auch der Kommunikation entstehen“ (1989, 11).

Innerhalb der Gesamtentwicklung nimmt die Schädigung ihren Einfluß auf die motorische Entwicklung, aber auch auf die Entwicklung der Persönlichkeit. Die Bewegungsstörung entsteht ja erst mit der psychomotorischen Entwicklung, ist also Teil dieser Entwicklung und bestimmt somit diese mit. Die Auswirkungen müssen nicht unbedingt **defizitär** sein, denn entscheidend sind die Art der möglichen Erfahrungen und die Qualität zwischenmenschlicher Bezüge (Leyendecker 1987, 141).

Der sensomotorische Regelkreis ist in jedem Falle gestört oder beeinträchtigt, es kommt zu **Fehlanpassungen,** die Tonusregulation gelingt nicht im gewünschten Maße, die Selbstregulation ist eingeschränkt, aus Bewegungen und Handlungen entsteht ein Verhalten, das sich von dem anderer Kinder unterscheidet. Es ist leicht vorstellbar, daß das – motorische – Verhalten nicht immer mit dem übereinstimmt, was das Kind eigentlich tun möchte oder soll. Konflikte in der Entwicklung der Körper- und Ich-Identität sind vorprogrammiert.

Klassische Beispiele sind das Kind, dessen Mimik auch von einer Spastik betroffen ist, das seinen Gesichtsausdruck also nicht willkürlich steuern kann und damit oft ein „Gesicht macht“, das nicht dem entspricht, was es ausdrücken will; oder das Kind mit einer Athetose in den oberen Extremitäten, das mit den Armen zwar unwillentlich, aber trotzdem immer wieder die Tassen vom Tisch fegt.

Inwieweit nun pathologisches Bewegungsverhalten als Willkürmotorik oder auch psychomotorischer Ausdruck verstanden werden kann, muß von zwei unterschiedlichen Seiten gesehen werden:

- die eine ist die Intention, die das Kind mit einer Bewegung verfolgt,
- die andere ist die Wirkung dieser Bewegung auf die Umwelt.

Durch den Widerspruch zwischen diesen beiden Positionen sind Konflikte in den Beziehungen zu Eltern, gleichaltrigen Kindern, aber auch TherapeutInnen und PädagogInnen vorprogrammiert. Der Prozeß der Abstimmung von **persönlicher** und **sozialer Identität** ist ungleich schwieriger. Wie ein Kind mit seinen pathologischen Bewegungsmustern zu leben lernt, hängt entscheidend davon ab, wie diese Konflikte gelöst werden.

Körperbehinderungen, Bewegungsstörungen sind also nicht von Beginn an mit all ihren Symptomen da, sie entstehen erst im Zusammenhang mit einer Reihe innerer und äußerer Faktoren. Jedes Kind entwickelt dabei seine individuelle Behinderung, aber auch seine individuelle Art und Weise, damit umzugehen, ebenso wie jede Umgebung anders auf sie reagiert.

Im Zusammenhang mit der psychischen Situation und Identitätsfragen ist in der Literatur vor allem von erwachsenen Körperbehinderten die Rede. Im Mittelpunkt stehen die intellektuelle und psychische „Verarbeitung" der Behinderung und Fragen der Selbstfindung und des Selbstwertgefühls.

Erinnern wir uns aber daran, daß die Grundlage der Ich-Identität die sich früh entwickelnde Körper-Identität schon des Kleinkindes ist. „Das körperliche Selbst bleibt ein Leben lang der Ankergrund für unser Selbstbewußtsein" (Allport 1970, zitiert nach Leyendecker 1993, 309). All die Dinge, die im körperlichen Leben und Erleben beim Kind mit einer Schädigung anders ablaufen als bei einem nichtgeschädigten Kind, verändern also das Körper-Ich. Dies bedeutet nicht, daß dies etwa in jedem Falle dadurch beeinträchtigt oder geschädigt ist.

Veränderung und Einfluß erfährt das Körper-Ich auch durch die Wahrnehmungen, die das Kind bei den Menschen in seiner Umgebung auslöst, und ihren sich daraus ergebenden Reaktionen. Auch dies muß nicht unbedingt dazu führen, daß die Identitätsentwicklung Schaden nimmt. Die Beziehungen zu den nächsten Bezugspersonen werden in der Regel jedoch einer höheren Belastung ausgesetzt sein. So kann sich vor allem in unserer von Leistungen und deren Wert bestimmten Gesellschaft kaum eine Familie mit einem geschädigten Kind der Problematik entziehen, daß das Kind nicht den elterlichen Erwartungen entspricht. Wie die Eltern mit dieser Problematik umgehen, wird maßgeblichen Einfluß auf die Körper- und Ich-Identität ihres Kindes haben.

All dies macht auch deutlich, daß es – ebensowenig wie eine „Sonderseele" (Leyendecker 1987, 138) – **die** veränderte „psychomotorische Entwicklung bei Kindern mit Körperbehinderungen" gibt. Mit den vielen verschiedenen Formen und Ausprägungen von Körperbehinderungen, den verschiedenen anderen Persönlichkeitsfaktoren und den vielen verschiedenen möglichen familialen und gesellschaftlichen Reaktionen verändert sich auch die psychomotorische Entwicklung.

Trotzdem bergen die verschiedenen Formen der Körperbehinderung bestimmte Problematiken, die die Entwicklung beeinflussen. Lange Krankenhausaufenthalte gleich nach der Geburt, die bei Kindern mit spina bifida häufig notwendig sind, haben sicherlich andere Folgen als das mögliche Ausbleiben von Entwicklungsfortschritten bei Kindern mit Hirnschädigungen oder der Abbau motorischer Möglichkeiten bei Kindern mit Muskeldystrophie. In den nächsten Abschnitten soll daher nun die psychomotorische Entwicklung im Zusammenhang mit verschiedenen Krankheitsbildern genauer untersucht werden.

3.1. Frühkindliche Hirnschädigungen

Die größte Gruppe der Kinder mit Körperbehinderungen, die die Schule für Körperbehinderte besuchen, ist sicherlich die der sogenannten **infantilen Cerebralparesen,** gefolgt von Rückenmarkschädigungen und progredienden Muskelerkrankungen. Dementsprechend stehen auch Cerebralparesen bei Untersuchungen und Veröffentlichungen zur Körperbehindertenpädagogik eindeutig im Vordergrund. Der Großteil der Veröffentlichungen stammt aus den sechziger und siebziger Jahren, als sich die Pädagogik der Körperbehinderten wissenschaftlich etablierte. Neuere Veröffentlichungen beziehen sich immer noch sehr stark auf die grundlegenden Arbeiten dieser Zeit.

Leyendecker (1983, 1987, 1993) hat begonnen, kontinuierlich neue **neurophysiologische** Erkenntnisse in die Betrachtungsweise der Cerebralparesen einfließen zu lassen. Auf seiten der krankengymnastischen Therapie sind in dieser Hinsicht die Arbeiten Flehmigs grundlegend.

Warum gelingt es nur so schwer, den Wissensstand der sensorischen Integrationsbehandlung, Neurophysiologie, -psychologie etc. auch in die sonderpädagogische und vor allem die sonderpädagogisch-wissenschaftliche Arbeit einzubeziehen, wo doch die Zusammenhänge so eindeutig auf der Hand liegen?

Bevor es aber daran gehen soll, die sogenannten Cerebralparesen unter dem Gesichtspunkt der sensorischen Integration zu betrachten, zunächst aber einige Bemerkungen zur Klassifikation und Begrifflichkeit dieser „Cerebralparesen".

In der Einteilung von Körperbehinderungen werden oft alle Schädigungen des zentralen Nervensystems zusammengefaßt, also neben den Hirnschädigungen auch die Rückenmarkserkrankungen. Diese beiden Gruppen von Krankheitsbildern unterscheiden sich aber so grundlegend, daß sie hier getrennt behandelt werden.

Auch bei der Klassifikation frühkindlicher Hirnschädigungen besteht eine gewisse Begriffsverwirrung. Mißverständlich ist der Begriff **Cerebralparese** (wörtlich übersetzt: das Gehirn betreffende Lähmung), denn von einer Lähmung kann selbst bei einem extrem niedrigen Muskeltonus nicht gesprochen werden. Genauer ist schon der Begriff der **cerebralen Bewegungsstörung,** da er auch nur die Erscheinungsebene beschreibt.

Betrachtet man den sensorischen Anteil an jeder Bewegung (rufen wir uns in Erinnerung, daß ca. 80% der Nervenbahnen sensorische sind!), sind die weniger gebräuchlichen Begriffe der **sensomotorischen Koordinations-** oder **Tonusregulationsstörung** (Flehmig 1987, 95) vorzuziehen. Dies hat für die Interpretation von Schädigung, Störung und für die therapeutisch-pädagogische Herangehensweise entscheidende Bedeutung. Im Gegensatz zu **konstitutionellen** motorischen Störungen (Schädigungen des Muskelapparats oder des Knochenbaus) ist die cerebrale Tonusregulationsstörung eine **funktionale** Störung mit größtenteils anderen psychomotorischen Konsequenzen.

Um zu einer Differenzierung der Störungsbilder zu kommen, die sich unter dem Begriff „frühkindliche Hirnschädigung" fassen lassen, dienen zwei Kriterien:

1 Der Körper kann ganz oder nur teilweise und in unterschiedlichem Maße betroffen sein (quantitativer Aspekt).
2. Der Muskeltonus kann auf verschiedene Art und Weise gestört sein (qualitativer Aspekt).

Zu 1. Tatsächlich reichen die im motorischen Verhalten beobachtbaren Störungen von der leichten Beeinträchtigung einzelner Gliedmaßen bis zu generellen Störungen, die den ganzen Körper betreffen. Bobath und Bobath kommen zu folgender Einteilung (1994, 21):

- **Diplegie** (Störung mit Betonung der oberen oder – in den meisten Fällen – unteren Körperhälfte bei weitgehend symmetrischer Verteilung),
- **Quadri-** oder **Tetraplegie** (Störung aller Extremitäten und auch der Rumpfmuskulatur bei oft ungleicher Verteilung auf die Körperhälften),
- **Hemiplegie** (Störung einer Körperseite),
- **Monoplegien** (nur ein Arm oder Bein ist betroffen, sehr selten),
- **Paraplegie** (nur die untere Körperhälfte ist betroffen, ebenfalls sehr selten).

Nun wird auch diese Einteilung den vielen unterschiedlichen Symptomatiken nur begrenzt gerecht. Paraplegie und Diplegie werden nur schwer voneinander zu trennen sein, es ist kaum festzustellen, ob Schwierigkeiten mit den oberen Extremitäten auf eine Beteiligung des Oberkörpers oder auf sekundäre Störungen, etwa durch nötige Ausgleichsbewegungen zur Erhaltung des Gleichgewichts, zurückgehen. Die Quadriplegie schließlich subsumiert eine Vielzahl von Symptomatiken, vor allem aber sind die Folgen einer Quadri- oder Tetraplegie aufgrund des sehr unterschiedlichen Ausmaßes sehr verschieden. Sie reichen von Kindern, die gehen, relativ deutlich sprechen und relativ selbständig werden können, bis zu schwerstbehinderten Kindern auch mit einer geistigen Behinderung.

Zu 2. Die Regulation des Muskeltonus kann nun auf verschiedene Arten und Weisen gestört sein. Die Begriffe

- **Spastik** (vermehrter Muskeltonus, der zu Fehlkoordinationen von Haltung und Bewegung führt mit der Folge der Bewegungsverarmung),
- **Athetose** (Störung des Bewegungsablaufes im Sinne einer Übersteuerung, die zu bizarren und unkoordinierten Bewegungen führt),
- **Ataxie** (Störung der Bewegungskoordination, ebenfalls eine Übersteuerung, aber verbunden mit ständiger Kokontraktion der gegenüberliegenden Muskelgruppen mit einem steiferen Erscheinungsbild), und
- **Hypotonie** (extrem herabgesetzter Muskeltonus, bei dem eine koordinierte Steuerung fast unmöglich ist und vor allem die Aufrichtung des Körpers nicht erreicht wird),

sind nun der Versuch, verschiedene Symptomatiken zu beschreiben, die aber in der Regel in dieser reinen Form kaum auftreten. Sie beschreiben ein **beobachtbares** (motorisches) **Verhalten** (letztendlich pathologische Spannungszustände der Muskeln) und legen damit eine rein motorische Störung nahe. Wir haben jedoch oben gesehen, daß die Regulation des Muskeltonus Resultat des sensomotorischen Regelkreises ist. Somit läßt sich also ein pathologischer Muskeltonus als Störung des sensomotorischen Regelkreises begreifen.

Bobath und Bobath stellen einige typische Krankheitsbilder heraus, die in der langjährigen Arbeit mit Kindern mit cerebralen Bewegungsstörungen beobachtet wurden und sicherlich in vielen Fällen auch übertragbar sind. Hierbei werden die Ausdehnung auf die Bereiche des Körpers und die Art und Weise der Schädigung kombiniert. Dies sind die spastische Diplegie, die (meist spastische) Hemiplegie, die spastische und die athetotische Quadri- oder Tetraplegie.

Daneben finden sich jedoch eine Vielzahl von Mischformen, vor allem bei schwerer behinderten Kindern. Auch hier macht die Differenzierung einen Sinn, denn für die pädagogische und therapeutische Arbeit spielt es selbstverständlich eine Rolle, welche Bereiche des Körpers mehr oder weniger betroffen sind, welche Arten der Störung beteiligt sind und welche Art überwiegt. All dies bezieht sich aber auf das beobachtbare motorische Verhalten und vernachlässigt zunächst einmal den sensorischen Anteil.

Nun kann man diesen sensorischen Anteil an der Bewegung auf den ersten Blick nicht sehen. Vor allem bei einer frühkindlichen Hirnschädigung entwickelt sich, wie dies für die gesamte Motorik gilt, auch die motorische Störung erst im Laufe der Zeit. Motorische und sensorische Anteile sind aber kaum voneinander zu trennen. Eine generelle Zuordnung motorischer Störungen allein zu den motorischen Zentren des Gehirns läßt sich aber mit den oben dargestellten Erkenntnissen über die Organisation des Gehirns nicht mehr aufrechterhalten.

Eine Schädigung des Kleinhirns (entsprechendes Krankheitsbild Ataxie) z. B. hat eben nicht nur Hypertonie (erhöhter Muskeltonus), ständige Kokontraktion gegenüberliegender Muskelgruppen (Agonisten und Antagonisten) und Intentionstremor bei feineren Bewegungen zur Folge, sondern auch Gleichgewichtsstörungen, da die Verarbeitung der vestibulären Reize ebenfalls im Kleinhirn angesiedelt ist. Als Wahrnehmungsstörung direkt sichtbar ist bei diesem Krankheitsbild die vestibuläre (also primär sensorische) Störung, aber auch die anderen Symptome haben selbstverständlich sensorische Anteile. Denn Hypertonie, ständige Kokontraktion, Intentionstremor sind auch Resultat einer Störung des Kreislaufes. Hypertonie, also ein erhöhter Muskeltonus, sowie die ständige Kokontraktion sind Folge der Übersteuerung des zentralen Nervensystems, d. h. ein angemessener Muskeltonus reicht nicht aus, um das Gehirn mit den notwendigen Informationen zu versorgen, die dieses benötigt, um eine angepaßte motorische Reaktion auszulösen, mit der Folge, daß der Tonus auch nicht angepaßt ist, es zu einer erhöhten Grundspannung kommt, der Informationsfluß aber besser ist. Auch der Intentionstremor ist Resultat einer solchen Fehlanpassung. Durch erhöhte motorische Aktivität werden mehr Informationen ausgelöst, um z. B. ein Ziel mit der Hand zu erreichen. Der Preis für die größeren Informationen ist die vermehrte Muskelaktivität, die vor allem bei gezielten Bewegungen eine angepaßte feine Dosierung erschwert oder gar unmöglich macht.

Die Symptomatik der Hemiplegie wirft eine besondere Frage auf, nämlich die der **Lateralität,** also der Entwicklung der Seitigkeit oder Seitendominanz. Grundsätzlich ist der menschliche Körper nur bedingt symmetrisch, vor allem bei den inneren Organen ist die Asymmetrie mit angelegt. Aber auch im gesamten Körperbau entsteht eine unterschiedlich ausgeprägte Asymmetrie, bei manchen Menschen äußert sie sich z. B. darin, daß ihre Füße, Hände unterschiedlich groß sind. Die meisten Menschen entwickeln im Laufe der Zeit unbewußt eine „Schokoladenseite“, d. h. eine bevorzugte Seite. Vor allem Sportler sind sich darüber bewußt und trainieren und nutzen die „bessere“ Körperseite intensiver. Mit Beginn des Gebrauchs von Eßwerkzeugen, des Malens und spätestens des Schreibens stellt sich die Frage der Händigkeit. 85% sind Rechtshänder, 10% Linkshänder und 5% Beidhänder (Ambidexter). Eine relative Symmetrie des Körpers bleibt jedoch erhalten, vor allem die Fortbewegung ist bei möglichst großer Symmetrie effektiver.

Beim Hemisyndrom ist nun die Dominanz extrem ausgeprägt und durch die Schädigung des Gehirns festgelegt. Zu unterscheiden sind die (reine) Hemiparese, bei der die andere Seite einen normalen Tonus aufweist, und die bilaterale Hemiparese, bei der eine Körperseite deutlich stärker betroffen ist. Vor allem bei komplexen Schädigungen, die zu Mischformen führen, ist eine Asymmetrie häufig zu beobachten; sie führt leicht zu asymmetrischen Haltungen, die sich in Veränderungen der Wirbelsäule und der Hüfte manifestieren.

Eine starke Asymmetrie hat auch eine unterschiedliche Wahrnehmung der beiden Körperhälften zur Folge, die betroffene Seite wird nicht selten ignoriert oder nur benutzt, wenn es unbedingt erforderlich ist.

Wahrnehmungsstörungen

Ein zentrales Thema dieses Buches ist der Zusammenhang von Bewegung und Wahrnehmung. Die Körperbehindertenpädagogik hat sich in der Betrachtung frühkindlicher Hirnschädigungen damit lange schwergetan und tut dies z. T. auch heute noch. Bereits v. Weizsäcker (1968, 40) spricht bei Hypertonie, Hypotonie, Ataxie etc. von **sogenannten** rein motorischen Störungen. Vor allem am Beispiel der auch oben schon dargestellten Ataxie ist die Trennung von Wahrnehmungs- und Bewegungsstörung unmöglich. Trotzdem wird in der Körperbehindertenpädagogik nicht von einem ganzheitlichen komplexen Krankheitsbild ausgegangen, an dem Wahrnehmung und Bewegung beteiligt sind, Wahrnehmungsstörungen werden in der Regel als **zusätzliche** Störungen betrachtet. Wahrnehmungsstörungen sind danach einmal

- **zentrale** und damit **primäre** Störungen und zum zweiten
- **sekundäre** infolge von Bewegungseinschränkung als Erfahrungsdefizit (u. a. Kunert 1976, 40ff.; Jetter 1974, 22ff.).

Aber auch bei den zentralen Wahrnehmungsstörungen fand und findet eine nach heutigem Wissen unzulässige Reduktion statt; hier sind in der Regel Störungen der Fernsinne (auditiv, visuell) gemeint. Wir befinden uns damit wieder lediglich auf der **Erscheinungsebene.** Denn eine visuelle oder auditive Wahrnehmungsstörung läßt sich im Alltag recht leicht feststellen, das

Kind kann das Gesehene oder Gehörte nicht wiedergeben. Hierzu finden wir einige Untersuchungen und Tests (nicht zuletzt der Frostig-Test zur visuellen Wahrnehmung), mit denen diese Wahrnehmungsstörungen diagnostiziert werden können. Auch wenn diese Tests Rückschlüsse auf zugrundeliegende Störungen der Nahsinne zulassen, ist der direkte Zusammenhang zwischen einer Störung der Nahsinne und einer Bewegungsstörung damit nicht erklärt.

In der Literatur zur Körperbehindertenpädagogik ist selten von den Nahsinnen und ihren Störungen die Rede, Horstmann (1983, 122) spricht von taktilen Wahrnehmungsstörungen infolge mangelhafter Integration bei der sensorischen Reizaufnahme, Leyendecker (1983, 416) bezieht die Propriorezeption in die **zusätzlichen** Behinderungen mit ein. Er spricht auch zum ersten Mal von **regelkreisbedingten Rückmeldungen** – allerdings auch noch lediglich zur Darstellung des Einflusses der Bewegungsstörung auf die Wahrnehmung – und nimmt damit die Theorie des sensomotorischen Regelkreises in die Körperbehindertenpädagogik auf. Führen wir uns zum wiederholten Male vor Augen, daß 80% der Nervenbahnen Afferenzen, also sensorische Bahnen, sind und daß bei einer Bewegung nicht so sehr die Bahnung einer bestimmten Bewegung, sondern vielmehr die Hemmung **aller** möglichen anderen (und damit auch die hierfür notwendigen sensorischen Informationen) von Bedeutung ist, kann man nicht von einer rein motorischen Störung sprechen.

Dies bedeutet nun nicht, daß alle Kinder mit frühkindlichen Hirnschädigungen in gleichem Maße wahrnehmungsgestört sind. In der Psychomotorik und vor allem in der sensorischen Integration geht man von einer Störung in der Wahrnehmung aus, die das auffällige motorische Verhalten mitindiziert.

Zur Beschreibung der motorischen Auffälligkeiten werden nicht selten Vergleiche mit Krankheitsbildern aufgrund frühkindlicher Hirnschädigungen herangezogen. So sind Anzeichen für eine psychomotorische Störung Hypo- oder Hypertonie, Diskoordinanz zwischen verschiedenen Ebenen (zwischen den Körperseiten oder der oberen und unteren Körperhälfte, Roth 1978, 117). In Veröffentlichungen zur sensorischen Integration werden Spastik, Athetose, Ataxie als Verdeutlichung von pathologischem motorischem Verhalten verwendet (Brüggebors 1992, 47f), oder es werden die frühkindlichen Reflexe, ein wichtiger Bestandteil der Diagnostik motorischer Behinderung, in die Erklärung motorisch auffälligen Verhaltens einbezogen (Kesper/Hottinger 1997, 30ff).

Es scheint also so, daß, auch wenn der neurologische Nachweis nicht geführt werden kann und die psychomotorische Auffälligkeit sehr gering ist, die Bewegungsstörung aufgrund frühkindlichen Hirnschadens eine sehr ausgeprägte Form des gleichen Störungsbildes ist (was nicht bedeutet, daß alle Symptome im gleichen Maße geringer oder stärker verteilt sind).

Kann man nun auch den umgekehrten Weg gehen und andersherum schließen, daß eine motorische Störung mit Störungen der Wahrnehmung verbunden ist, wie sie z. B. die sensorische Integration beschreibt?

In der Theorie der sensorischen Integration wird von Störungen im Sinne von **Über-** oder **Unterempfindlichkeit** gesprochen. Diese betreffen die drei Wahrnehmungsbereiche in unterschiedlichem Maße.

vestibulär

Überempfindlichkeit (= gesteigerte Wahrnehmung, die nicht vollständig verarbeitet werden kann) führt zu:

- Abwehr von vestibulären Herausforderungen jeglicher Art,
- steifer, verspannter Haltung (erhöhter Grundtonus),
- wenig Bewegungsfreude (auf den ersten Blick),
- Ängstlichkeit, Zurückhaltung,
- Panik bei Verlust der visuellen Kontrolle,
- körperlicher und nicht selten sozialer Distanziertheit.

Unterempfindlichkeit (= verringerte Wahrnehmung) führt zu:

- Suche nach vestibulären Herausforderungen jeder Art,
- schlaffem Grundtonus,
- sogenannter Hyperaktivität,
- Unterschätzung von Gefahren, Draufgängertum,
- sogenannter Distanzlosigkeit.

taktil

Überempfindlichkeit (= gesteigerte Wahrnehmung, Berührungsreize können nicht adäquat verarbeitet werden) führt zu:

- diffusem Reizempfinden (oft als unangenehm erlebt),
- abwehrender Haltung, Berührungsängsten,
- Verspanntheit,
- Übervorsichtigkeit.

Unterempfindlichkeit (= verringerte Wahrnehmung, Berührungsreize kommen nicht an) führt zu:

- Suche nach stärkeren Reizen, um sich zu spüren,
- schlaffem Grundtonus,
- sogenannter Distanzlosigkeit, Anklammern,
- großem Bedürfnis nach Matschen u. ä.

propriozeptiv

Bei der Tiefensensibilität oder Propriozeption ist so etwas wie Überempfindlichkeit nicht zu beobachten. Unterempfindlichkeit führt auch hier zu:

- Suche nach mehr Reizen,
- sogenannter Hyperaktivität,
- Suche nach körperlicher Nähe, um sich zu spüren.

Besonders die taktile und vestibuläre Wahrnehmung, also die beiden Wahrnehmungsbereiche, in denen auch eine Überempfindlichkeit festzustellen ist, beeinflussen das vegetative Nervensystem. Auswirkungen intensiver Reize auf das Vegetativum sollten also genau beobachtet werden, sie können Anzeichen für eine Überreizung sein, die das Kind selbst nicht kontrollieren und einschätzen kann.

Auf eine ausführlichere Darstellung der Körpersinne verzichte ich an dieser Stelle, da sie in den genannten Büchern über SI nachgelesen werden kann. Das jeweils beschriebene (motorische) Verhalten ist als **Strategie** zu betrachten, mit der das Kind sich auf seine veränderte Wahrnehmung einstellt. Diese Strategie bedeutet aber nicht unbedingt, daß dies für die Kinder auch eine sinnvolle Lösung ist, sie kann auch eine Sackgasse bedeuten. Mit zunehmender Dauer und vor allem Vertrauen in der psychomotorischen Behandlung trauen sich zunächst überempfindliche Kinder mehr und mehr zu und suchen Reize, die sie vorher vermieden. In der Regel sind es die **leichten** und **diffusen** Reize, die überempfindliche Kinder verunsichern, eindeutige und intensivere Reize erleben sie nicht selten lustvoll und damit auch sinnvoll. Dies weckt auch bei ihnen den Wunsch nach mehr.

Es stellt sich nun also die Frage, ob die verschiedenen – wenn auch idealtypischen – Krankheitsbilder frühkindlicher Hirnschäden mit den Störungsbildern sensorischer Integration in Zusammenhang zu bringen sind. Gemeint sind hiermit zunächst einmal die oben (S. 56) als zentral oder primär bezeichneten Störungen.

Bei der **Ataxie** und der **Hypotonie** fällt dies recht leicht. Kinder mit überwiegend **ataktisch** geprägtem Bewegungsverhalten neigen eher zu **Überempfindlichkeit.** Ihr Gang ist oft steif und verspannt, sie weichen vor allem vestibulären, oft aber auch taktilen Herausforderungen zunächst aus, sind eher ängstlich und zurückhaltend.

Katharina (10 Jahre) hat einen sehr langsamen, etwas steifen und beherrschten Gang; damit hat sie kaum Schwierigkeiten, das Gleichgewicht zu halten. Erst wenn sie es eilig hat und zu laufen beginnt, wird deutlich sichtbar, daß es ihr außerordentlich schwer fällt, gleichmäßig zu laufen, sie beginnt zu zittern und verliert leicht die Balance. Beim Anblick eines Trampolins, einer Bank zum Balancieren o. ä. wird sie unruhig und weigert sich zunächst vehement. Erst nach vorsichtigen Versuchen auf allen vieren traut sie sich mehr zu. Nach vielen Stunden ist sie schließlich bereit, mit Unterstützung auf dem Trampolin zu springen, dabei muß sie, je mehr sie springt, um so mehr festgehalten werden. In dieser Sicherheit macht ihr das Springen aber ungeheuren Spaß, sie scheint zu spüren, was ihr mit ihrer – notwendigerweise – sehr vorsichtigen Art entgeht. Nach diesen positiven Erfahrungen ist sie eher bereit, sich auf derartige Herausforderungen einzulassen, was ihr in jeder Hinsicht ausgesprochen guttut.

Kinder mit stark herabgesetztem Muskeltonus **(Hypotonie)** zeigen in allen Wahrnehmungsbereichen deutliche **Unterempfindlichkeit,** oft auch verbunden mit herabgesetztem Schmerzempfinden. Da diese Kinder oft zu den sehr schwer Behinderten zählen und ihnen die Aufrichtung gegen die Schwerkraft nur ansatzweise gelingt, macht sich ihre motorische Unruhe nicht in dauernder Fortbewegung bemerkbar, sondern mehr in den wenigen ihnen zur Verfügung stehenden Bewegungsmustern, die sich dann ständig wiederholen.

Nadja (8 Jahre) bleibt in der Position liegen, in die man sie bringt, sie strampelt scheinbar unmotiviert mit Armen und Beinen, lacht dabei gelegentlich, liegt aber auch oft apathisch und völlig schlaff da, sie schläft einen großen Teil des Tages (nicht zuletzt bedingt durch ihre Medikamente). Bei intensivem Schaukeln, mehr aber noch, wenn man sie ganz fest drückt (am ganzen Körper, zusammengepackt wie ein kleines Paket, oder aber vor allem an Händen und Füßen), zeigt sie einen Ausdruck des Erstaunens, macht große Augen und öffnet den Mund. Gelegentlich hält sie den Fuß oder die Hand hin, um das Drücken noch einmal zu erleben. Es ist deutlich zu sehen, daß sie sich in diesem Augenblick spüren kann.

Bei Kindern mit vorwiegend **athetotisch** geprägtem Bewegungsverhalten läßt sich die Zuweisung nicht so eindeutig vollziehen. Zwar kann man eher eine **unterempfindliche** Wahrnehmung und damit verbunden die Suche nach intensiven Reizen beobachten, da sie jedoch selbst ständig viele – unwillkürliche – Bewegungen ausführen, können äußere Reize auch verunsichernd wirken. Manche Kinder können sich erst, wenn sie sich in einer sicheren Position befinden, in der ihnen die Körperkontrolle abgenommen ist, auf vestibuläre Reize einlassen. Leichte Berührungen können auch bei ihnen sehr diffus wirken und starke – ungewollte, reflexartige – motorische Reaktionen auslösen. Auch sie können eindeutige Reize wesentlich besser verarbeiten. Zu bedenken ist auch, daß sie oft am Körper sehr stark fixiert sind, um ihre überschießenden Bewegungen zu hemmen, was die Wahrnehmung des eigenen Körpers nachhaltig beeinflußt. In Ruhe, vor allem im Schlaf, sind Kinder mit athetotischen Anteilen meist sehr schlaff, was auch auf eine Unterempfindlichkeit hinweist.

Andreas (12 Jahre) fallen gezielte Bewegungen außerordentlich schwer, sie sind immer begleitet von vielen assoziierten Bewegungen, und unter den athetotischen Bewegungsmustern ist das Ziel nur schwer zu erkennen. Er ist nur selten bereit, sich anzustrengen, da seine Bemühungen selten zu einem positiven Ergebnis führen. Um auf eine schiefe Ebene zu gelangen, von der aus er herunterrollen kann, gibt er sich jedoch alle erdenkliche Mühe. Ist er unten angelangt, strahlt er über das ganze Gesicht und versucht gleich wieder, zum Ausgangspunkt für den neuen Aufstieg zu gelangen, indem er sich um die Körperlängsachse dreht.

Bei Kindern mit vorwiegend **spastisch** geprägtem Bewegungsverhalten ist der **erhöhte** Muskeltonus in den gegenüberliegenden Muskelgruppen in Ruhe, Entspannung und ebenfalls im Schlaf deutlich herabgesetzt. Die nach innen rotierenden Haltemuster bleiben aber auch hier bestehen, vor allem die kaum zu vermeidenden Kontrakturen verhindern eine deutlichere Entspannung, der spastische Dehnungswiderstand darf aber nicht verwechselt werden mit eingetretenen Kontrakturen (Feldkamp 1992, 1492). Der erhöhte Muskeltonus und die verspannte Haltung deuten auf eine Überempfindlichkeit hin, da diese aber nicht unbedingt den Grundtonus betrifft, kann man Über- oder Unterempfindlichkeit nicht eindeutig zuordnen. Für die Entwicklung einer Unter- oder Überempfindlichkeit bei Kindern mit hauptsächlich spastischen Anteilen scheinen eher andere Faktoren verantwortlich zu sein.

Für alle Kinder mit frühkindlichen Hirnschädigungen gilt, daß die oben bereits angesprochenen **sekundären** Wahrnehmungsstörungen aufgrund von **Erfahrungsdefiziten** zu befürchten sind. Ebenso wie Störungen der Wahrnehmung das Bewegungsverhalten beeinflussen, kommt es zu Veränderungen in der Wahrnehmung, wenn das Bewegungsverhalten verändert ist. Die begrenzten Möglichkeiten der Fortbewegung, die nicht der normalen Entwicklung entsprechende Aufrichtung und der nicht selbständige Wechsel von Körperpositionen kann zu einem Mangel an Erfahrungen im Bereich der Körpersinne führen.

Diese Trennung von primären und sekundären Störungen der Wahrnehmung ist sicherlich eine künstliche, sie macht aber noch einmal die regelkreisbedingte Abhängigkeit von Bewegung und Wahrnehmung deutlich. All die oben dargestellten Zusammenhänge von Störungen der Bewegung und Wahrnehmung sind eine klare Indikation für eine krankengymnastische Behandlung, aber auch für eine psychomotorische Förderung. „Vollständig ist die Behandlung bewegungsgestörter Kinder erst dann, wenn das sensomotorische Wahrnehmungssystem mit einbezogen wird“ (Flehmig 1987, 104). Dabei spielt es eine nebensächliche Rolle, ob die psychomotorische Förderung innerhalb oder neben der Krankengymnastik stattfindet. Die Ansicht, mit einer rein krankengymnastischen Behandlung sei den motorischen oder gar psychomotorischen Schwierigkeiten eines Kindes mit frühkindlicher Hirnschädigung genüge getan, kann ich nicht teilen. Dabei bleibt unbestritten die Notwendigkeit, krankengymnastische Prinzipien bei jeder Arbeit mit diesen Kindern zu beachten (zum Verhältnis von Therapie und Psychomotorik siehe Kap. 5.1.).

Kognitive Entwicklung

Störungen der Wahrnehmung wurden bislang jedoch meist nicht als eigenständiges Problem betrachtet, sondern als Begründung für Veränderungen und Störungen des Intelligenz-, Lern-, und Leistungsverhaltens bei Kindern mit frühkindlichen Hirnschädigungen herangezogen. Diesem Thema sind die meisten Veröffentlichungen der Psychologie des Körperbehinderten gewidmet. Ich möchte mich in diesem Zusammenhang beispielhaft auf die Themen **Kopfkontrolle** und **Dyspraxie** beschränken, die in einem direkten Zusammenhang zu Störungen der Wahrnehmung stehen.

Vor allem für schulisches Lernen – das immer noch sehr stark an der Informationsaufnahme durch die Fernsinne orientiert ist – ist die **Kopfkontrolle** von entscheidender Bedeutung. Um auch über einen längeren Zeitraum zielgerichtet hören und sehen zu können, muß das Blick- und Hörfeld gesichert sein. Um die Konzentration und Aufmerksamkeit auf einen Unterrichtsgegenstand lenken zu können, darf das Kind nicht mehr damit beschäftigt sein, seinen Kopf zum Gegenstand hin auszurichten und dies immer wieder bewußt kontrollieren zu müssen; die Kopfkontrolle muß unbewußt ablaufen. Voraussetzungen für eine gut funktionierende Kopfkontrolle sind genügend Informationen über die Stellung des Körpers im Raum (vor allem vestibuläre und propriozeptive Informationen), eine gesicherte Stellung des Rumpfes und die Hemmung von Reflexen, die assoziierte Bewegungen des Kopfes bei Bewegungen der Arme und des Rumpfes auslösen und so die Kopfkontrolle beeinträchtigen.

Mike (10 Jahre) muß sich oft sehr anstrengen, um seinen Oberkörper aufrecht zu halten. Sein Kopf sinkt dabei meist zur linken Seite, vor allem bei Tätigkeiten, die seine Konzentration fordern und ihn seine Körperposition vergessen lassen wie Rechnen, Lesen und Schreiben. Sein ARAS (aufsteigendes reticulares aktivierendes System) bekommt dann nicht genügend Informationen, um ihn in einem wachen Zustand zu halten und mit dem erforderlichen Grundtonus zu versorgen. Um die für die Arbeit erforderliche Körperposition und vor allem Kontrolle des Kopfes zu erreichen, muß er sich immer wieder selbst „wecken“ oder „wecken“ lassen.

Ein Kind verfügt über die Kopfkontrolle entweder nicht ganz oder gar nicht, auch hier sind verschiedene Abstufungen zu beobachten. Von einer guten

Kopfkontrolle kann aber nur dann die Rede sein, wenn sie über einen langen Zeitraum und letztendlich grundsätzlich ohne bewußte Steuerung geleistet wird. Kinder, denen dies im Unterricht nicht oder nur schwer gelingt, werden Schwierigkeiten haben, dem Unterrichtsinhalt zu folgen und die geforderten Aktivitäten auszuführen. Das Kind muß seine Aufmerksamkeit immer wieder auf die Kontrolle seines Kopfes lenken und ist damit nicht frei für das Unterrichtsgeschehen, insofern sind die kognitiven Leistungen anhängig von einer gut funktionierenden Kopfkontrolle.

Die Frage der Planung und Umsetzung von Bewegungen betrifft den Problemkreis der **Dyspraxie.** Dyspraxie meint eine Störung der **Bewegungsplanung** aufgrund einer Störung des **Körperschemas,** diese wiederum bedingt durch Störungen in der Integration der Körpersinne (Ayres 1984, 143ff). Nun zeigt jedes cerebral bewegungsgestörte Kind Störungen in der Umsetzung von Bewegungen, dies ist ja geradezu die Definition der Bewegungsstörung.

Sind also alle Kinder mit frühkindlicher Hirnschädigung dyspraktisch? Leyendecker (1987, 159) vermutet, daß die Dyspraxie wesentlich häufiger vorkommt als „reine" Wahrnehmungsstörungen, was immer eine reine Wahrnehmungsstörung ist. Es wird schwierig sein, die Störung des Entwurfs und der Ausführung einer Handlung von dem motorischen Handikap, wie Leyendecker es nennt, zu trennen. Und doch gibt es immer wieder Kinder, die in ihren Handlungen hinter ihren motorischen Möglichkeiten zurückbleiben und tatsächlich nicht in der Lage sind, eine Handlungsplanung umzusetzen.

Nicht folgen können wir Leyendecker darin, die Dyspraxie auf eine Störung des motorischen Outputs zu reduzieren. Denn die Ursache der Dyspraxie ist ja gerade eine Wahrnehmungs- oder besser Tonusregulationsstörung.

Kinder, die eine schlecht geordnete Körperwahrnehmung haben und denen aufgrund dessen die Planung und Durchführung von Handlungen nur schwer gelingt, sind natürlich auch beeinträchtigt in den in der Schule geforderten Handlungen und Leistungen. Bei der Durchführung von Tätigkeiten wie schreiben, malen, bauen, also allen Tätigkeiten, „bei denen ein Handlungsentwurf umgesetzt, Wahrnehmung und Motorik kontrolliert, zeitliche Handlungssequenzen beachtet und planvoll durchgeführt werden müssen" (S. 160), sind sie benachteiligt; Auswirkungen auf die kognitiven Leistungen sind wahrscheinlich.

Immer wieder fallen aber Kinder auf, die trotz schwerster motorischer Schädigung, etwa mit vorwiegend athetotischer oder spastischer Tetraplegie, normal intelligent sind, d. h. dem Stoff der Grundschule etc. folgen können.

Markus (9 Jahre) kann nur unter großen Anstrengungen seinen Kopf kontrollieren und auf einen Gegenstand ausrichten. Dabei erhöhen sich die Spannung und die unwillkürlichen Bewegungen noch einmal. Er ist fest in seinem Rollstuhl fixiert, außerhalb des Rollstuhls liegt er in einem Lagerungsbrett. Wenn er frei liegt, kommt er nur schwer zur Ruhe und liegt mit extrem überstreckter Wirbelsäule. Er kann nicht sprechen, ist aber in der Lage, mit dem Kopf einen Sensor zu bedienen, mit dem er einen Computer steuert.

Es macht ihm kaum Schwierigkeiten, dem Unterricht oder anderen Gesprächen zu folgen. Auch wenn er seine Antworten nur sehr langsam zustande bringt, sind sie doch meist richtig. Er hat nie selbst bewußt Bewegungsabläufe durchführen können, die ihm körpersinnliche Erfahrungen vermittelt hätten, die für sein gesamtes Lernen so wichtig sind. Trotzdem hat er eine gute Raumwahrnehmung entwickelt und keine Schwierigkeiten bei mathematischen Problemen, für die die räumlichen Erfahrungen doch grundlegend sind. Es ist ihm also gelungen, die Körperwahrnehmungen, die ihm passiv vermittelt worden sind, und seine Wahrnehmungen über die Fernsinne soweit sensorisch zu integrieren, daß ihm die darauf aufbauenden kognitiven Leistungen gelingen. Sein Gehirn war in der Lage, die fehlenden Informationen zu kompensieren.

Das Beispiel zeigt, daß die oben dargestellten Zusammenhänge, so logisch sie erscheinen, nicht als monokausale Kette im Sinne von „Hirnschädigung = Wahrnehmungsstörung = kognitive Störung“ betrachtet werden dürfen. Vielmehr bedeutet es, daß die Möglichkeit, wohl auch die Wahrscheinlichkeit eines solchen Zusammenhangs besteht; schon oben wurde darauf hingewiesen, daß die Schädigung nur ein Faktor unter vielen ist, die die gesamte Persönlichkeit und damit unter anderem auch das Lernen und die Intelligenz bestimmen.

Psychische Entwicklung

Weitaus weniger Beachtung hat der Zusammenhang zwischen einer sensomotorischen **Tonusregulationsstörung** und der **psychischen** Entwicklung gefunden. Mehr noch als im kognitiven Bereich können auch hier Hirnschädigungen und damit verbundene Wahrnehmungsstörungen nicht als zwingende Ursache für psychische Schwierigkeiten oder Veränderungen angesehen werden.

Vielmehr sind sie auch hier eben nur ein möglicher **Risikofaktor** für eine psychische Belastung oder Störung der Identität und des Verhaltens. „Der Hirnschaden setzt die Schwelle für das Entstehen einer Verhaltensstörung herab [...] bedingt aber nicht direkt die Art der Verhaltensstörung“ (Leyendecker 1987, 150).

Wir haben oben dargestellt, daß sich die Ich-Identität aus der Körper-Identität entwickelt. Für Kinder mit einer funktionellen motorischen Störung gehört diese von Beginn der Entwicklung an zu ihrer Eigenwahrnehmung und damit zur Entwicklung ihrer Körper-Identität. Nicht erst wenn das Kind beginnt, bewußt und verbal über seine Behinderung zu reflektieren, setzt es sich mit sich und seiner Behinderung auseinander, es tut dies vorher nur auf einer anderen Ebene. „Bisher hatte ich niemals über mich selbst nachgedacht. Es hatte sich zwar manchmal ein unbestimmtes Gefühl bemerkbar gemacht, welches andeutete, daß ich nicht wie die anderen war, eine unbehagliche Regung in meiner Seele, die kam und wieder ging“ (Brown 1995, 51). Dabei spielt es nicht unbedingt eine Rolle, ob das Kind den Vergleich zu nichtbehinderten gleichaltrigen Kindern hat und sich dabei als „anders“ empfindet. Zunächst einmal ist für das Kind mit einer motorischen Störung diese ein **Teil seiner selbst,** wie auch die athetotischen, ataktischen, spastischen Bewegungen oder der schlaffe Muskeltonus ein Teil seines Körpers sind und Teil seiner Identität werden.

Zur Entwicklung der Identität gehört aber auch das Zusammenbringen von Eigen- und Fremdwahrnehmung. Auch dies beginnt nicht erst mit der kognitiven Verarbeitung. Wie jedes andere Kind spürt auch ein Kind mit einem frühkindlichen Hirnschaden Zuneigung, Einstellung und Haltung der Bezugspersonen, zu Beginn vor allem der Eltern. Vor der Geburt besteht eine Identität zwischen Mutter und Kind, das Kind ist ein Teil der Mutter. Die erste Frage der Eltern heißt oft „Ist das Kind gesund?“, eine Frage, die nicht immer mit Sicherheit beantwortet werden kann, denn vor allem bei frühkindlichen Hirnschädigungen stellt sich oft erst im Laufe der Zeit heraus, ob und wie sich eine Behinderung entwickelt. Wird die Frage negativ beantwortet, kommt es zu einer ersten Krise der Identität zwischen Mutter und Kind.

Für die Eltern ist die Geburt eines behinderten oder möglicherweise behinderten Kindes immer ein großer Schock und eine enorme psychische Belastung, meist auch eine Belastung für die Beziehung zum Kind von Beginn an. Der **tonische Dialog** (siehe Kap. 2.2.) zwischen Eltern und Kind steht unter dem Einfluß der Ängste, Zweifel und nicht selten Selbstvorwürfe der Eltern. Ihre „normale“ Auseinandersetzung mit dem Kind und den Veränderungen, die das Leben mit einem Kind mit sich bringt, werden zur Nebensache, die Behinderung, mögliche medizinische und therapeutische Fragen und Entscheidungen spielen eine übergeordnete Rolle. Die Eltern stehen, so sie Kontakt zu Ärzten, Therapeuten und anderem Fachpersonal halten, unter dem Einfluß all dieser Fachleute, es besteht – auch heute noch – die große Gefahr, daß Eltern die Beziehung zu ihrem Kind hauptsächlich und zuvorderst über therapeutische und medizinische Fragen definieren und die emotionale Beziehung dabei auf der Strecke bleibt.

Andreas ist ein 12 Jahre alter Junge mit stark athetotisch geprägtem Bewegungsverhalten, er spricht nicht, er kann nicht alleine essen und sich im Rollstuhl nicht alleine von der Stelle bewegen. Er hat jede denkbare Therapie durchlaufen, seine

Eltern suchen immer noch nach neuen therapeutischen Methoden, mit denen die Behinderung ihres Kindes gemindert oder gar beseitigt werden kann. Sie können nicht akzeptieren, daß ihr Kind weder lesen, schreiben, rechnen noch laufen lernen wird, und traktieren ihn täglich mit therapeutischen Übungen, die sie selbst ausführen, meist jedoch an andere Personen delegieren. Es ist ihnen nicht gelungen, eine innige Beziehung zu ihrem Kind zu entwickeln, sie sprechen immer wieder davon, daß es sie vor dem Speichelfluß ekelt. Andreas darf sich im Wohnzimmer kaum bewegen (er kann sich um die Längsachse rollen), vor allem an die Polstermöbel darf er nicht heran, da er sie schmutzig machen könnte. Der Umgangston mit Andreas ist ausgesprochen hart, vor allem wenn der Junge sich verweigert, er wird nicht selten körperlich bestraft.

Die Eltern sind ausgesprochen stolz auf ihre therapeutischen Kenntnisse und Erfolge, die sie mit ihrem Kind erreicht haben. Lediglich die PädagogInnen und TherapeutInnen der Schule sind schuld daran, daß Andreas noch nicht viel größere Fortschritte, sondern so viele Probleme macht.

Andreas selbst ist außerordentlich schwierig. Er verweigert sich jeder Mitarbeit, in der Therapie; vor allem aber bei den Verrichtungen des täglichen Lebens wie Anziehen, Essen, Wickeln etc. verweigert er sich ausdauernd, schadenfroh lacht er über den Ärger aller, die sich mit ihm auseinandersetzen müssen. Vor allem aber weigert er sich, alle seine in der Therapie erlernten Fähigkeiten zu nutzen, um sich z. B. selbst fortzubewegen, Kontakt aufzunehmen oder mit anderen zu spielen. Kontakt zu seinen Mitschülern nahm er vornehmlich darüber auf, daß er auf dem Spielteppich versuchte, mit seinen Füßen in ihr Gesicht zu treten.

Positive Erfahrungen ergaben sich nur in therapiefreien Einzelbetreuungen, wenn er intensiven Körperkontakt erfahren konnte, oder in der psychomotorischen Förderstunde, wenn er selbst auswählen konnte, ob und wie er teilnehmen wollte. Über diese positiven Erfahrungen mit dem eigenen Körper entwickelte sich ein ganz vertrautes Verhältnis, das sich im Laufe der Zeit auch auf andere Lebensbereiche auswirkte.

Das Beispiel zeigt, welche Folgen es haben kann, wenn Eltern nicht in der Lage sind **und in die Lage versetzt werden,** ihr Kind mit seiner Behinderung anzunehmen. Andreas mag ein Lebensgefühl entwickelt haben, das auch in einem Ausspruch Saals (zitiert nach Leyendecker 1987, 149) seinen Ausdruck findet:

„Wie kann ich von meinem Wert durchdrungen sein, wenn sich alle Mühe geben, mich zu einem anderen Menschen machen zu wollen [...] Übungen mit mir gemacht werden, die nicht mich, sondern einen unbehinderten Menschen zum Ziel haben."

Im motorischen Bereich mag zwar alles für das Kind getan werden, die dabei antrainierten Fähigkeiten haben aber nur wenig mit der Person des Kindes zu tun, es wird auch nur schwer über diese Fähigkeiten selbständig verfügen können. Dem Kind wird es außerordentlich schwer gemacht, seine Eigenwahrnehmung mit den Reaktionen seiner Bezugspersonen in Einklang zu bringen. Die Gefahr, daß ein Kind damit **neurotisiert** wird und die sogenannte Verhaltensstörung aus diesem Konflikt resultiert, ist ungeheuer groß.

Es ist daher ungemein wichtig, jede therapeutische Intervention auf die Rolle, die sie für die Beziehung zwischen Eltern und Kind spielt, zu hinterfragen.

Selbstverständlich unterliegen Eltern von Kindern mit Hirnschädigungen gesellschaftlichen Werten und Normen, die ihr Verhalten maßgeblich beeinflussen. Medizin und Therapie genießen eine sehr große Anerkennung, eine eventuelle Verweigerung medizinischer/therapeutischer Maßnahmen gilt schnell als Vernachlässigung. Für Eltern ist es sehr schwierig, hier einen eigenen Weg zu finden, der mit ihren Vorstellungen übereinstimmt und dem Kind den Raum läßt, sich selbst zu entwickeln. (Zu diesem Thema ist immer noch das Buch „Kopfkorrektur“ von Aly/Aly zu empfehlen.)

Welche Möglichkeiten ein Kind zur Entwicklung hat und welchen Weg es innerhalb dieser Möglichkeiten geht, hängt sehr von seinen motorischen Fähigkeiten, aber auch (sofern wir hier überhaupt trennen wollen) von seiner Körperwahrnehmung ab. Bei den Wahrnehmungsstörungen war von Über- und Unterempfindlichkeit die Rede, wir haben versucht, diese den – wenn auch künstlich getrennten – Symptomatiken frühkindlicher Hirnschädigung zuzuordnen. In der Beschreibung des entsprechenden Verhaltens tauchen auch Begriffe auf, die weniger „rein“ motorisches Verhalten als vielmehr Ausdruck von psychischen Anteilen sind. So werden **überempfindliche** Kinder als zurückhaltend, ängstlich, vorsichtig, **unterempfindliche** als unangepaßt, distanzlos etc. beschrieben.

Sicherlich kann man grundsätzlich von einer Wechselwirkung von psychischer und sensomotorischer Entwicklung ausgehen. Bei hirngeschädigten Kindern, deren zentrale Wahrnehmungsverarbeitung gestört ist, ist eine Dominanz in der Wechselwirkung von seiten der Wahrnehmungsstörung wahrscheinlich. D. h. die Wahrnehmungsstörung hat maßgeblichen Einfluß darauf, welche Möglichkeiten psychischer Entwicklung ein Kind in bestimmten Bereichen hat. Ständige Unsicherheit bei vestibulären Herausforderungen, diffus und unangenehm wahrgenommene Berührungsreize führen leicht dazu, daß sich ein Kind ängstlich zurückzieht und Situationen vermeidet, in denen es diesen Herausforderungen ausgesetzt ist.

Manuel (11 Jahre) fällt es selbst im Rollstuhl schwer, seinen Körper im Gleichgewicht zu halten. Immer wieder hält er in seinen Tätigkeiten inne, um sich unter Anstrengungen aufzurichten, oder er läßt sich nach vorne sinken. Jede Lageveränderung bedeutet für ihn eine Herausforderung, er hat dabei ständig Angst zu fallen und vermeidet diese Herausforderungen lieber. Seine Bewegungen werden von vorwiegend spastischen/ataktischen Mustern bestimmt, er hat große Schwierigkeiten in der Raumwahrnehmung und bewegt sich meist sehr vorsichtig. Seine Vorsicht hat sich auf viele andere Dinge übertragen, immer wieder läßt er sich vor allem Veränderungen im Tagesablauf erklären. Er besteht auf der Einhaltung von Regeln, vor allem wenn sie eine vermeintliche Entlastung für ihn bedeuten. Oft ist er für sich alleine, er nimmt nur wenig Kontakt zu seinen Mitschülern auf, er sucht vielmehr das Gespräch mit Erwachsenen, hierbei kreisen seine Gedanken und Äußerungen immer wieder um die Bewältigung von alltäglichen, für ihn aber bedrohlichen Situationen.

Es besteht also die Gefahr, daß sich Störungen des sensomotorischen Regelkreises psychisch verfestigen und damit die ganze Persönlichkeitsentwicklung beeinträchtigen. Auch wenn wir die Schädigung und die damit verbundene Störung der Körperwahrnehmung als Teil der Gesamtpersönlichkeit betrachten, kann dies selbstverständlich nicht bedeuten, daß das Kind völlig sich selbst überlassen bleiben darf. Aber auch Eltern und PädagogInnen, die das Kind in den Bereichen der Wahrnehmung und Persönlichkeitsentswicklung nicht fordern und es ständig „verwöhnen", verwehren dem Kind damit Entwicklungschancen. Therapie als bestimmendes Erziehungsprinzip und alleiniges Gewährenlassen sind also zwei extreme Pole in der pädagogischen Intervention, zwischen denen ein der Persönlichkeitsentwicklung angemessenes Maß liegt.

Durch seine Störung bringt das Kind eine **Disposition** mit, die es in eine bestimmte Richtung weist. Überlassen wir das Kind und seine Störung sich selbst, wird es auf diese eine Richtung festgelegt und damit fixiert. Diese **Fixierung** ist eine potentielle Beeinträchtigung der Möglichkeiten des Kindes. Es hat keine Wahlmöglichkeit, das Spektrum seiner Verhaltensweisen ist äußerst begrenzt, es wird mehr in Unselbständigkeit belassen, als dies nötig wäre. Im Extrem kann eine solche Fixierung auch zu einer **Neurotisierung** führen.

Das Kind mit einer frühkindlichen Hirnschädigung kann in der Regel nicht oder nur unter wesentlich schwierigeren Bedingungen als ein nichtbehindertes Kind seinen eigenen Weg gehen, seine eigene Persönlichkeit finden. Es kann sein, daß, wenn die Behinderung sehr schwer ist, das Kind materiell und lebenspraktisch von den Eltern abhängig bleibt und nicht den normalen Prozeß der Ablösung und des Selbständigwerdens gehen kann. Dies erschwert auch die Entwicklung eines positiven Selbstbildes. Das Kind bzw. der/die Jugendliche erlebt nicht nur, daß sein Körper sich anders und weniger kontrolliert bewegt als der anderer Menschen, sondern nun auch die materiellen Folgen davon. Dies kann zu einer depressiven, resignierenden Haltung und Lebensgrundstimmung (Leyendecker 1987, 146) führen. Auch diese Grundstimmung und Haltung entsteht nicht erst im Moment der kognitiven Auseinandersetzung mit der Behinderung. Der Antrieb, sich zu bewegen und seine Bewegungen zu schulen, zu trainieren und zu verbessern, lebt weitgehend von dem Erfolg und der Bestätigung, die sich durch das Erlernen von motorischen Fähigkeiten ergeben.

Das Kind mit einer Bewegungsstörung wird immer wieder erleben, daß seine Bewegungen nicht den Erwartungen entsprechen. Es kann seine Bewegungen nur in begrenztem Rahmen willkürlich steuern. Trotzdem ist sein Bewegungsverhalten seine ureigene Strategie, mit seinen Bewegungsmöglichkeiten umzugehen und für sich **sinn**volle Handlungen durchzuführen, und ist damit auch Ausdruck seiner Person, **psychomotorischer Ausdruck,** wie Aucouturier es nennt.

Dabei das Kind zu unterstützen, kann herausragende Funktion psychomotorischer Förderung sein. Ebensowenig wie psychomotorische Förderung die Behinderung wegtherapieren kann, kann (und soll) sie Identitätskrisen verhindern, denn diese sind notwendig. Die psychomotorische Förderung kann aber dabei helfen, mit diesen Krisen besser umgehen und mit einem größeren Bewegungs- und Verhaltensrepertoire darauf reagieren zu können.

3.2. Kinder mit schwersten Behinderungen

Eine besondere Gruppe unter den Kindern mit frühkindlichen Hirnschädigungen ist die der sogenannten **schwerstbehinderten** Kinder. Damit sind Kinder gemeint, bei denen die Körperbehinderung besonders ausgeprägt und **mit einer meist starken geistigen Behinderung verbunden** ist (nicht gemeint sind körperlich schwerstbehinderte Kinder, die aber nicht geistigbehindert sind, da sie über andere Entwicklungs- und Kompensationsmöglichkeiten verfügen und damit auch einen anderen Förderansatz brauchen).

Da hier die für Kinder mit frühkindlichen Hirnschäden beschriebenen Symptome in extremerer Form auftreten können, sind schwerstbehinderte Kinder noch heterogener in ihrer individuellen Entwicklung. Auch die Entwicklung dieser Kinder vollzieht sich nach den Grundsätzen des sensomotorischen Regelkreises, ihre Möglichkeiten der Selbstregulation sind aber in noch weit erheblicherem Maße eingeschränkt. Es sind alle Formen cerebraler Bewegungsstörung zu beobachten, häufig sind aber **Hypotonie** und **Mischformen,** da die Hirnschädigung in der Regel globaler ist. Auch die Symptome der Wahrnehmungsstörungen können in deutlicherer Form auftreten. Bei extrem hypotonen Kindern ist in der Regel eine ebenso extreme Unterempfindlichkeit der Nahsinne festzustellen, der sensomotorische Regelkreis kommt kaum in Gang, so sind auch nur wenige motorische Differenzierungen zu sehen. Aber auch Symptome von Überempfindlichkeit wie taktile Abwehr sind in oftmals gesteigerter Form zu beobachten.

Die motorische Entwicklung und (aufgrund der geistigen Behinderung) auch die Gesamtentwicklung sind erheblich verlangsamt und stoßen bald an ihre Grenzen. In Anlehnung an das Entwicklungsmodell Peritz-Favres (siehe Kap. 2.2.) scheinen die Kinder auf den körpernahen Wahrnehmungsbereich beschränkt. Ihre Körpererfahrungen sind dabei durch ihre wenigen eigenaktiven Bewegungsmöglichkeiten zusätzlich eingeschränkt. Der gesamte Entwicklungsprozeß findet nur in begrenztem Maße statt, „schwerstbehinderte Kinder werden häufig als Kinder beschrieben, die in der Entwicklung stehengeblieben sind“ (Fischer/Weinert 1988, 272). Der erreichte Entwicklungsstand schwerstbehinderter Kinder wird als der eines bis zu einem Jahr alten Kleinkindes beschrieben. Vergleicht man die Entwicklung gesunder Kleinkinder mit älteren schwerstbehinderten Kindern, so stellt man tatsächlich fest, daß die Kleinkinder sie schon bald in einigen Entwicklungsbereichen „überholen“. Dies gilt vor allem für die Differenzierung von Bewegungsmustern, für das Repertoire an Bewegungs- und auch Kommunikationsmöglichkeiten.

Schwerstbehinderte Kinder sind durch fehlende Stellreaktionen, persistierende Reflexe extrem daran gehindert, ihre Bewegungen den Erfordernissen der Umwelt anzupassen, sie verbleiben tatsächlich in einem begrenzten Bewegungsrepertoire.

Trotzdem muß man das Entwicklungsniveau differenziert betrachten und kann nicht grundsätzliche Rückschlüsse von den Bedürfnissen, Erfordernissen und Möglichkeiten eines Säuglings ziehen.

Dies gilt insbesondere für die emotionale Entwicklung. Während in der emotionalen Entwicklung des Säuglings noch in der Regel ein Gleichgewicht besteht, hat das schwerstbehinderte Kind oft schon eine Vielzahl negativer, schmerzhafter und in die emotionale Entwicklung einschneidende Erlebnisse hinter sich. Aufgrund ihres begrenzten Wahrnehmungsraumes sind schwerstbehinderte Kinder dauerhaft auf den nahen Kontakt zu ihren Bezugspersonen angewiesen. Schon gleich nach der Geburt erfahren die Kinder oft schwere Belastungen. Sie sind, durch medizinische Notwendigkeiten bedingt (wie etwa bei Frühgeborenen, die einen großen Teil der schwerstbehinderten Kinder ausmachen), von der Mutter getrennt.

Die Angst ums Überleben des Kindes, der Schock, möglicherweise ein schwerbehindertes Kind zu haben, die Trennung vom Kind macht es den Eltern schwer, ihr Kind anzunehmen. „Statt bedingungsloser und ganzheitlicher Annahme über den Körperdialog erfährt der Körper des schwerstbehinderten Kindes negative Zuschreibungen und diskriminierende Äußerungen, da er ästhetischen und leistungsorientierten Normen nicht entspricht“ (Fischer/Weinert 1988, 273). Auch wenn es sicherlich eine Vielzahl von Eltern gibt, die sich ganz ihrem Kind widmen, es liebevoll annehmen und ihm alles, was es vor allem emotional braucht, zu geben versuchen, steht die Beziehung unter einer besonderen Belastung.

Oft bleiben die für den Dialog zwischen Mutter und Kind so wichtigen Reaktionen und Aktivitäten des kleinen Kindes aus, der Dialog muß allein von seiten der Mutter aufrechterhalten werden, sie muß lernen, kleinste Signale zu sehen und angemessen auf sie zu reagieren. Dazu sind nicht alle Eltern in der Lage, woraus ihnen kaum ein Vorwurf zu machen ist.

In der Regel entwickelt das Kind selbst nur wenige Möglichkeiten, sich auszudrücken, weshalb wir die schwerste Behinderung auch als eine starke Kommunikationsstörung begreifen müssen. Die kommunikativen Bedürfnisse sind von der Umwelt nur schwer zu erkennen und noch schwerer in ausreichendem Maße zu erfüllen.

Das Kind ist auf sich selbst zurückgeworfen (Schumacher 1985, 74). Es versucht, sich selbst mit den ihm zur Verfügung stehenden motorischen Mitteln Reize zuzuführen. Dies tut im Grunde auch jedes nichtbehinderte Kind. Bei ihm führt die Bewegung aber zur Integration der ausgelösten Wahrnehmungen und daraus resultierend zu einer Differenzierung seiner motorischen Möglichkeiten. Für das schwerstbehinderte Kind reicht die Information, die es über diese Reize erfährt, nicht aus, es braucht sie aber, um sich überhaupt zu spüren.

Das Kind führt sich **Auto(selbst)stimulationen** zu (Bienstein/Fröhlich 1991, 33), die sich ständig wiederholen, da sie keine Integrationsleistung hervorrufen. Es kommt also zu sogenannten **Stereotypien,** immer wiederkehrenden Bewegungen ohne sichtbare Variation, bei denen auch kleine äußere Veränderungen keine Veränderungen auslösen. Sie dienen der **Stimulation der Körpersinne.** Stereotypien sind z. B. Reiben, Kneifen, Kratzen, an den Haaren Reißen, Beißen usw. als taktile und – wenn es die Haut durchdringt – auch propriozeptive Stimulation, Schaukelbewegungen aller Art, Bewegungen mit der Hand oder mit Gegenständen vor den Augen als vestibuläre und propriozeptive Stimulation, propriozeptive Reize durch Kopf-Schlagen auf Tisch oder Boden, Schreien, Zähneknirschen und Kratzen mit den Fingernägeln (Bienstein differenziert hier noch vibratorische Reize, diese sprechen aber auch die Propriorezeptoren an).

Zwischen diesen Reizen der Nahsinne und seiner emotionalen Situation besteht für das Kind ein direkter Zusammenhang. Für die Erfüllung seiner vitalen Bedürfnisse, zu denen eben auch die Anregung der Körpersinne zählt, ist die direkte Bezugsperson zuständig. Während das nichtbehinderte Kind Anregungen von außen (z. B. Schaukelbewegungen) mit der Zeit durch eigene ersetzt, diese integrieren kann und sich damit auch von der Bezugsperson löst, bleibt für das schwerstbehinderte Kind die Notwendigkeit der Vermittlung körpernaher Reize weiterhin bestehen, die es nun durch stereotype Selbststimulation ersetzt. Nicht selten entstehen dadurch nicht nur keine Integrationsleistungen, vielmehr stumpft die Wahrnehmung gegenüber dem immer wiederkehrenden Reiz ab. Um sich also trotzdem zu spüren, muß das Kind den Reiz verstärken. Hierbei kommt es nicht selten zu **Selbstverletzungen.** Das Kind erlebt sich als nicht verstanden, es bekommt nicht genügend Reize von außen, die daraus resultierenden Selbstverletzungen werden als **Autoaggressivität** interpretiert. Dies setzt aber die Zielgerichtetheit der Handlung gegen sich selbst voraus. Nicht alle Selbstverletzung ist aber zielgerichtet, wenn auch der Zusammenhang von Unterstimulation, Vernachlässigung, Autoaggression nachvollziehbar ist.

Besems (1988, 13) bezeichnet autoaggressives Verhalten als Umkehrung eines nach außen gerichteten Impulses gegen sich selbst. Als Ursachen nennt er Zerstörung der Sozialstruktur, Angst, Schmerzerlebnisse und das Gefühl von Machtlosigkeit (1981, 33f). Auch hier besteht also ein enger Zusammenhang zwischen der emotionalen Situation und der Suche nach Körperreizen. Das Bewegungsverhalten schwerstbehinderter Kinder, sei es stereotyp, autoaggressiv, durch Armut an Bewegung gekennzeichnet o. ä., ist also immer auch somatischer Ausdruck seiner emotionalen Situation. „Alle positiven und negativen Erfahrungen, alle Entbehrungen drücken sich in meinem Körper aus […]. In der Motorik zeigt sich immer auch die persönliche Geschichte zusammen mit den Gefühlen in diesem Augenblick“ (S. 35). Eine besondere Aufgabe für Eltern, PädagogInnen und TherapeutInnen ist sicherlich die Interpretation des psychomotorischen Verhaltens eines schwerstbehinderten Kindes. Die Aufgabe erfordert einen eigenen Ansatz, diesem soll in einem eigenen Kapitel zur psychomotorischen Förderung schwerstbehinderter Kinder Rechnung getragen werden.

3.3. Progressive Muskeldystrophie

Das Krankheitsbild der progressiven Muskeldystrophie ist sicherlich dasjenige Krankheitsbild, das geradezu im Widerspruch zum Gedanken der motorischen Entwicklung steht. Dies gilt vor allem für den in der Schule für Körperbehinderte am häufigsten vertretenen **Typ Duchenne.**

Der Verlauf der frühkindlichen Entwicklung ist in der Regel normal, auch wenn die Kinder oft verspätet laufen lernen, erste eindeutige Symptome treten etwa mit dem dritten Lebensjahr auf. Von nun an verlaufen die motorische Entwicklung und der Abbau der Muskelkraft einander entgegengesetzt. Es scheint kaum möglich, sich in die Lage der Kinder zu versetzen, die wie alle anderen Kinder ihre motorischen Möglichkeiten erproben und erweitern wollen und dabei immer mehr feststellen müssen, daß ihnen die Muskelkraft schwindet.

Da ihre Entwicklung in den ersten drei Lebensjahren unbeeinträchtigt geblieben ist und somit die Grundlagen für ein normales Bewegungsverhalten gelegt sind, sind sie in der Lage, oft erstaunliche Strategien zu entwickeln, mit denen sie den Abbau bestimmter Muskelgruppen kompensieren. Sie richten sich beispielsweise auf, indem sie mit den Händen an ihrem Körper hinaufklettern, holen mit dem ganzen Arm Schwung, um so noch so lange wie eben möglich Armbewegungen ausführen zu können, oder benutzen auch in einem späteren Stadium noch die verbleibende Kraft in der Rumpfmuskulatur und das Gewicht ihres Kopfes, um die Körperposition zu verändern.

Diese Kompensationsstrategien sind leider nicht ganz unproblematisch, da sie oft zu einer starken Belastung des Knochengerüstes führen. Das Knochengerüst muß die fehlende Muskelkraft ausgleichen und wird dabei überbeansprucht, was zu Verformungen vor allem der Wirbelsäule führen kann.

Dies gilt insbesondere für das Gehen, das den Kindern im Alter von 8 bis 12 Jahren immer schwerer fällt. Um Deformationen der Wirbelsäule, die für die spätere körperliche Verfassung nicht unbedeutend sind, entgegenzuwirken, ist allein aus medizinischen Gründen eine Auseinandersetzung mit den Kindern über ihre fortschreitende Erkrankung notwendig. Es sollte versucht werden, die Kinder an eine bald notwendig werdende Hilfe zu gewöhnen, damit sie ihre Kraft und damit auch ihr Knochengerüst nicht bis zum Letzten beanspruchen. Vielmehr muß ihnen schon früh Hilfe angeboten werden. Dagegen gilt für das Stehen, daß die Fähigkeit hierzu so lange wie möglich erhalten bleiben sollte, es trägt zu einer guten Atmung bei, die später außerordentlich wichtig sein wird, es fördert die Durchblutung und stabilisiert den Kreislauf.

Eine spielerische Aktivierung der Spontanmotorik schon vor dem Auftreten der Symptome stärkt die Muskelkraft, auch später sollten motorische Aktivitäten – den jeweiligen Stadien der Erkrankung angepaßt – so lange wie möglich erhalten bleiben. Dabei gilt es aber auch, Überanstrengungen zu vermeiden.

Die Behinderung bildet den krassen Gegensatz zum Entwicklungsgedanken. Ist eines der wichtigsten Ziele der allgemeinen Förderung der Kinder mit Körperbehinderungen die Hinführung zu so viel Selbständigkeit wie möglich, müssen hier Einschränkungen der Selbständigkeit gefordert werden, um Überbeanspruchungen zu vermeiden. Dies ist natürlich nur dann möglich, wenn die Kinder die Hilfen akzeptieren!

Meist setzen sie ihren Willen und all ihre verbleibende Kraft ein, um den Schritt in den Rollstuhl, der offensichtlicher Ausdruck ihrer Behinderung ist, so lange wie eben möglich hinauszuzögern. Schon dabei zeigt sich die enorme Belastung der Identifizierung mit dem eigenen Körper, dessen unweigerlichen Verfall die Kinder zu ignorieren oder zu kaschieren suchen. Denn ihnen ist in diesem Alter schon längst nicht verborgen geblieben, daß ihre Kräfte nachlassen, und sie müssen immer wieder feststellen, daß Bewegungsabläufe, die sie gestern noch ausführen konnten, nicht mehr möglich sind. Sie wissen also um ihre Behinderung und deren Verlauf, wenn auch noch nicht unbedingt um dessen Ausgang, und oft haben sie Mitschüler, an denen sie ein weiter fortgeschrittenes Stadium ihrer Erkrankung beobachten können.

All das stellt an die Psyche der Kinder und Jugendlichen selbst sowie an die Eltern und andere betreuende Personen kaum vorstellbare Anforderungen. In einer Phase, wo die Erprobung und der Ausbau motorischer Fähigkeiten eine ganz entscheidende Rolle spielen, müssen sie sich damit abfinden, daß der Abbau der Muskelkraft genau die entgegengesetzten Folgen hat, nämlich den Abbau motorischer Möglichkeiten.

Am einschneidendsten und deutlichsten ist sicherlich der Zeitpunkt, von dem an das Kind nicht mehr alleine gehen kann und auf einen Rollstuhl angewiesen ist. Die Kinder sind gezwungen, sich mit seinem Körper zu identifizieren, der nicht mehr wie noch in den ersten Lebensjahren mit der Entwicklung motorischer Fähigkeiten wie bei den anderen Kindern mitgeht, sie müssen vor allem feststellen, daß sie mit den anderen Kindern, die immer schneller werden, nicht mehr mithalten können. „Im progressiven Verfall kündigt der Körper in Intervallen ständig neu seine Identität auf“ (Schmeichel 1978, 87). Bevor das Kind dazu kommt, sein Leben in die Hand zu nehmen, ermüdet schon sein Zugriff zu den Dingen. Dies hat kaum vorstellbare Frustrationen, aber auch absolute Hilflosigkeit und Ärger zur Folge. Für Kinder im allgemeinen ist es sehr schwer, Bewegungseinschränkungen zu akzeptieren, sie verteidigen ihr Recht auf Bewegung bis aufs äußerste (Ortmann 1995, 163).

Es sind vor allem zwei immer wieder festzustellende, in Anbetracht des hier Dargestellten sicherlich allzu verständliche Reaktionen, die die Kinder auf das Erleben ihrer Rückschritte zeigen. Die Kinder resignieren und ziehen sich zurück und/oder lehnen sich gegen das, was da in ihrem Körper geschieht, auf und reagieren aggressiv. Diese Reaktionen, so verständlich sie sind, dürfen jedoch nicht – wie dies aus pädagogischer Hilflosigkeit heraus nicht selten geschieht – als Teil der Behinderung betrachtet werden, da sie nicht zwangsläufig sein müssen.

Jörg (8 Jahre) sucht auf dem Schulhof jede Form der Auseinandersetzung mit seinen Mitschülern. Sein Gang ist bereits schwerfällig geworden, wenn er schneller läuft, fällt er nicht selten hin und kann sich nur noch unter großen Mühen wieder aufrichten. Er macht den Eindruck, als ob er in letzter Zeit vor allem die Auseinandersetzungen sucht, in denen er sicher unterliegen wird. So versucht er, Kinder, die in einem Kettcar fahren, zu stoppen und ihnen das Kettcar abzunehmen. Bei diesen wilden Auseinandersetzungen bleibt er in letzter Zeit nicht selten erschöpft sitzen, wirft den Mitschülern Gegenstände und Schimpfworte hinterher.

Wie und in welchem Maße dieses Verhalten auftritt, hängt nicht zuletzt auch davon ab, wie die Eltern und die übrige Umwelt auf diese Veränderungen reagieren und welche Persönlichkeit das Kind bis zu diesem Zeitpunkt entwickelt hat. Kinder, die schon früh gelernt haben, mit Enttäuschungen umzugehen, deren Enttäuschungen von der Umgebung mitgetragen werden und die die Möglichkeit haben, Ärger und Frustration – nicht zuletzt motorisch – auszudrücken, werden möglicherweise ein anderes Repertoire an Reaktionen auf ebendiese ihr Leben lang auftretenden Frustrationen entwickeln können als Kinder, denen diese Möglichkeiten verwehrt bleiben.

Neben und im Zusammenhang mit diesen vor allem psychischen Auswirkungen hat der Abbau der Muskelkraft und damit auch der Muskelaktivität möglicherweise auch sekundäre Folgen für den sensomotorischen Regelkreis, denn damit einhergehend nimmt auch die Aktivierung des ARAS (aufsteigendes reticulares aktivierendes System) ab. Den Kindern fehlen die sensorischen Anregungen, die sie durch die eigene Bewegung erhalten haben. Man muß sich immer wieder klarmachen, daß die Abnahme der Aktivität in der Regel nicht ihrem Bedürfnis entspricht, sie diese nicht gewählt haben. Sie wird ihnen vielmehr durch den schwächer werdenden Körper aufgezwungen, die Kinder und Jugendlichen passen sich in ihrer ganzen Persönlichkeit dieser Abnahme an Aktivität an. (Dieser Zusammenhang mag – gemeinsam mit der extremen psychischen Belastung und daraus resultierenden Zurückgezogenheit – für die immer wieder zu beobachtende Verlangsamung auch im Denken verantwortlich sein.)

Möglichkeiten der Bewegung – und sei sie auch passiver Natur – und die Freude daran tragen sicherlich dazu bei, bei den Kindern die Lebensgeister zu erhalten oder wieder zu wecken.

Diese These wird unterstützt durch das Phänomen, daß viele Kinder, wenn sie einen E-Rollstuhl erhalten, mit dem sie sich wieder fortbewegen können (und über den sie sich dann auch wieder eigenaktiv Reize der Körpersinne zuführen), deutlich aktiver werden. Dies gilt nicht nur für ihre Fortbewegung, sondern auch für ihre Teilnahme am sozialen Leben und nicht zuletzt für ihre sprachliche Aktivität.

Christian (10 Jahre) fällt es sichtlich schwer, sich in seinem Rollstuhl alleine fortzubewegen. Immer häufiger bleibt er stehen und wartet, bis er von irgend jemandem angesprochen, aufgefordert oder besser geschoben wird. Er hat schon immer wenig gesprochen, auch jetzt benutzt er seine Sprache nicht dazu, seine motorischen

Einschränkungen auszugleichen und so weiterhin am Geschehen teilzunehmen. Vielmehr zieht er sich zurück, beteiligt sich kaum am Unterricht und scheint zu träumen.

Als er einen E-Rollstuhl erhalten soll, ziert er sich zunächst ein wenig. Vorsichtig fährt er mit dem Stuhl hin und her. Auf die Frage, ob ihm das gefällt, murmelt er etwas Unverständliches und schaut zur Seite. Erst nach und nach beginnt er sich mit dem E-Rollstuhl fortzubewegen und dorthin zu fahren, wo er gerne hinmöchte. Seine Aufmerksamkeit steigt jedoch von Tag zu Tag und zusammen mit anderen E-Rollstuhlfahrern erweitert er seinen Radius in der Schule und alleine auch in seiner Freizeit.

Ralf (10 Jahre) dagegen schimpft immer laut, wenn alle anderen schon losgegangen sind und er nicht nachkommt, er kann nie nah genug am Geschehen sein, fährt, soweit er das noch kann, mit seinem Rollstuhl gegen jeden Tisch oder versucht sich vor die anderen Schüler zu bringen.

Als er seinen E-Rollstuhl erhält, kann er es kaum erwarten. Er rast sofort los, nimmt dabei keine Rücksicht auf Gegenstände, die ihm im Weg stehen. Schnell beherrscht er seinen Rollstuhl in allen Situationen, zweimal ist er bereits umgekippt und sein linker Vorderreifen ist bereits nach einem halben Jahr komplett abgefahren, da er ständig damit einen so engen Kreis fährt, daß die Reifen quietschen.

Ein weitere Herausforderung stellt sich den Kindern bzw. Jugendlichen mit dem Eintritt in die Pubertät. Dieser Zeitpunkt, zu dem die meisten Jugendlichen Schwierigkeiten mit ihrem Körper haben und sich an die Veränderungen, die sich da vollziehen, gewöhnen müssen, ist für Jugendliche mit progressiver Muskeldystrophie eine doppelte Identitätskrise, in der sich die Probleme und Belastungen nicht selten potenzieren. „Identität bewahrt sich ja nur als dynamischer Prozeß in zwischenmenschlichen Beziehungen, wenn durch Handlungen über ein neu gewordenes Selbstverständnis mitmenschliche Verhältnisse neu belebt werden und wenn in mitmenschlichen Verhältnissen das Selbstverständnis erneut begründet wird“ (Schmeichel 1978, 88).

Hinzu kommen auch äußerliche Veränderungen, die Veränderungen aufgrund des Alters werden nicht selten verstärkt durch eine durch den motorischen Abbau veränderte Körperhaltung, Gestik und Mimik. „Viele Kinder und Jugendliche verlieren an Selbstvertrauen, vernachlässigen völlig ihr Äußeres und überlassen sich resigniert dem somatischen Verfall“ (Ortmann 1995, 163).

Die Jugendlichen sind zudem in ihren Handlungsmöglichkeiten oft schon extrem eingeschränkt, ihnen verbleiben nicht selten lediglich die Sprache, die Fortbewegung mittels E-Rollstuhl und die Bedienung einer Computer-Tastatur. Bei den Verrichtungen des täglichen Lebens sind sie auf permanente Hilfe angewiesen. Nicht nur das Lernen erleidet Einbrüche, die auf eine Sinnfindungskrise zurückzuführen sind, die Krise bestimmt das Verhältnis zur gesamten Umgebung.

Die Persönlichkeit und die Formen der Auseinandersetzung, die die Jugendlichen als Kinder entwickelt haben, sind entscheidend dafür, ob und wie sie die ihnen verbleibenden Handlungsspielräume in ihren Beziehungen weiterhin nutzen oder sich von ihren Mitmenschen zurückziehen.

Welche Hilfen kann nun eine psychomotorische Förderung für Kinder mit progressiver Muskeldystrophie bieten? Zunächst einmal muß sie möglichst früh ansetzen, in einem Alter, in dem die Kinder noch über relativ viele motorische Möglichkeiten verfügen und in ihrem motorischen Ausdruck noch nicht so stark eingeschränkt sind. Wir haben oben gesehen, daß schon die jüngeren Kinder um den fortschreitenden Prozeß wissen, wenn sie dies auch nicht sprachlich ausdrücken.

In der psychomotorischen Förderung können die Kinder spielerisch ihre Muskelkräfte stärken und ein motorisches Repertoire entwickeln, auf das sie später einmal im Prozeß des motorischen Abbaus zurückgreifen können.

Psychomotorische Förderung könnte ihnen auch Möglichkeiten bieten, sich mit diesem Prozeß außersprachlich auseinanderzusetzen. Vor allem aber bietet sie den Raum, den Frustrationen und der Trauer über das „Heute nicht mehr können, was gestern noch ging“ Ausdruck zu geben. Das Kind kann Schaumstofftürme umwerfen, sich in die weiche Matte fallen lassen, erschöpft liegen bleiben und vieles mehr, es kann sich verstecken, vor allem aber kann es seine motorischen Ansprüche herunterschrauben. Eine schiefe Ebene z. B. fordert jedes Kind dazu heraus, sich wieder auf allen vieren fortzubewegen, das noch (oder eben wieder) unsicher auf den Beinen ist. Hier kann man sich ohne „Gesichtsverlust“ und Eingeständnis motorischen Abbaus in einer Decke oder einem Wagen umherziehen lassen, ohne Krafteinsatz einen Berg hinunterrollen. Angebote, die nicht eine Herausforderung an die Muskelkraft beinhalten, geben dem Kind die Möglichkeit, seinen Körper angenehm und positiv zu erleben, ohne sich über die Maßen anstrengen zu müssen.

Oft wird die Notwendigkeit einer besonderen oder gerade psychomotorischen Förderung in den ersten Schulbesuchsjahren nicht gesehen, da die Kinder aufgrund ihrer noch geringen motorischen Einschränkungen und ihrer nicht seltenen Entwicklungsvorsprünge im kognitiven Bereich gegenüber anderen Kindern mit Körperbehinderungen ihren Klassenkameraden oft überlegen sind.

Auf dem Wege der psychomotorischen Förderung können auch Unterstützungen angebahnt werden, die in absehbarer Zeit für das Kind notwendig werden. Hier können isometrische Spannungs- und Entspannungsübungen, Atemtherapie und Übungen zur Kontrakturprophylaxe integriert werden. Auch der oben angesprochene Prozeß der Akzeptanz eines Rollstuhls kann hier unterstützt werden.

Voraussetzung ist aber eine positive und offene Beziehung zum Kind, die zu Beginn Ziel der Therapie bzw. Behandlung sein sollte, damit dem Kind die Möglichkeiten zu psychomotorischem, also nonverbalem, aber auch verbalem Ausdruck gegeben werden können.

Einenseits trägt der Therapeut/Pädagoge also von sich Dinge an das Kind heran, indem er es an Hilfen und Hilfsmittel heranführt, andererseits nimmt er die Äußerungen des Kindes auf und bietet ihm Formen der Auseinandersetzung mit seiner Behinderung an. Dies setzt natürlich auch die Bereitschaft voraus, sich Gesprächen zu stellen, denn es ist durchaus denkbar und wünschenswert, daß eine vertraute Beziehung, in der das Kind seinen Körper intensiv erleben kann, es dem Kind ermöglicht, über seine Behinderung und deren Verlauf zu sprechen. Dabei ist es keine Frage, **ob** man mit dem Kind über seine Behinderung sprechen sollte sondern lediglich die Frage **wie** (Schmeichel 1978, 86). Der intensive (körperliche) Kontakt kann Anlässe bieten, durch die das Kind unverfänglich in ein solches Gespräch hineinfinden kann.

Schließlich kann psychomotorische Förderung Wege aufzeigen, auf denen motorische Aktivität und Auseinandersetzung im Rahmen der verbleibenden Muskelkraft möglich ist. Das bei anderen Krankheitsbildern neben anderen bestehende Ziel psychomotorischer Förderung, nämlich die größere Ausschöpfung der Entwicklungsmöglichkeiten, ist hier nicht hauptsächlicher Inhalt, denn in der Regel liegt bei den Kindern keine Entwicklungsstörung vor, andererseits steht dieser Gedanke wie gesehen im Widerspruch zur Prognose. Bei einer Lebenserwartung von 20 bis 25 Jahren und einem Abbau der Muskelkraft von 3. Lebensjahr an kann von einer Orientierung an langfristigen zukünftigen motorischen Möglichkeiten kaum die Rede sein. Der Schwerpunkt muß also in einer gegenwärtigen Bedeutung liegen, bei dem die oben beschriebene Auseinandersetzung mit den im Körper vor sich gehenden Veränderungen im Vordergrund steht.

Hierzu gehört vor allem die Funktion des E-Rollstuhls als Sportgerät. Dabei gehen psychomotorische Förderung und Sportunterricht ineinander über. In der ersten Zeit nach Erhalt des Rollstuhls steht sicherlich die Erprobung und Beherrschung des Gerätes im Vordergrund, hier sind Geschicklichkeitsübungen, Slalomwettfahren etc. gefragt. Daneben können in Form eines „Führerscheins" die Alltagstauglichkeit und die Grenze der Selbständigkeit im Alltag erprobt werden. Kinder mit progressiver Muskeldystrophie haben hier in der Regel keine Schwierigkeiten, schnell einen hohen Grad an Selbständigkeit und Beweglichkeit mit dem Rollstuhl zu erreichen, da sie nicht durch Störungen der Raumwahrnehmung oder der

Feinmotorik eingeschränkt sind. Sie können aber zu einer Bewegungsfreude zurückfinden, die für sie bereits verloren war.

Marko (12 Jahre) sitzt meist vornübergebeugt in seinem Rollstuhl, als sehe er keinen Anlaß, sich seiner Krankheit entgegenzusetzen. Er spricht nur im äußersten Notfall jemanden an, reagiert gar nicht oder indem er leise vor sich hingrummelt, wenn er angesprochen wird. Seine einzigen verbalen Äußerungen sind diverse Schimpfworte, die er vor sich hinmurmelt oder durch Klasse und Flur schreit. Auch mit dem Erhalt seines E- Rollstuhls ändert sich seine körperliche wie verbale Haltung nicht wesentlich.

Offensichlich genervt und fast widerwillig erscheint er zur E-Rollstuhl-AG. Nur nach mehrfacher Ansprache läßt er sich dazu herab, auch einmal einen aufgebauten Parcours zu durchfahren. In einer der folgenden Stunden fährt auch er über eine Rampe auf ein Plateau aus zwei Reuterbrettern. Hier legt auch er einen kurzen Zwischenstop ein und läßt sich auf den Brettern in seinem E-Rollstuhl durchschaukeln. Zum erstenmal geht ein Lächeln über sein Gesicht und er reiht sich immer häufiger in die Warteschlange vor der Bahn ein. An diesem Aufblitzen einer positiven Haltung läßt sich anknüpfen, um mit Marko wieder in einen Dialog zu kommen, den er vehement abgewehrt hatte.

Erst mit fortgeschrittenem Krankheitsverlauf können die Schwäche in der Hand bzw. Schwierigkeiten mit der Handstellung die Bedienung der Schaltung beeinträchtigen. Bis dahin können die Kinder und Jugendlichen ihre wiedererlangte Fortbewegungsmöglichkeit in vielfältiger Weise nutzen. Das Riesenballspiel, E-Rollstuhlsokker (beides Abwandlungen des Hallenfußballspiels) und E-Rollstuhlhockey sind wohl die beliebtesten E-Rollstuhlspiele, da sie der Sportrealität am nächsten kommen. Hier finden die Kinder und Jugendlichen Möglichkeiten der – wenn auch indirekten – körperlichen Auseinandersetzung, sie können ihre neuen Fähigkeiten in einen positiven Zusammenhang bringen, sie finden Anerkennung für Leistungen, mit denen sie sich dem Verlauf ihrer Krankheit widersetzen können. Sie können hier eine gegenwärtige und in wenn auch geringem Rahmen doch wieder zukunftsorientierte Form der Verwirklichung finden. Damit ergeben sich Möglichkeiten der Identitätsfindung, die nicht allein vom Verlauf der Krankheit bestimmt sind.

Einen zumindest kurzfristigen Sinn können die Kinder und Jugendlichen solchen Spielen besonders gut entnehmen, wenn diese nicht allein in ihrer Schule stattfinden, sondern darüber hinausgehen und somit an sozialer Anerkennung gewinnen.

Eine Gruppe von Jugendlichen mit progressiver Muskeldystrophie an der Schule für Körperbehinderte in Mönchengladbach entwickelte unabhängig von anderen zu Beginn der 80er Jahre eine Form des E-Rollstuhl-„Fußballspiels“ in Zusammenarbeit mit einigen Zivildienstleistenden der Schule. Bald nutzten sie jede Pause und andere Gelegenheit, ihr Spiel in der kleinen Turnhalle zu spielen.

Als die Regeln weitgehend ausgereift waren, wandten sie sich an andere Schulen. An einigen dieser Schulen wurden bereits ähnliche Spiele gespielt, es wurden Regeln ausgetauscht, es kam zu ersten Begegnungen, aus denen dann regelmäßige Turniere wurden. Sie schrieben an die Sporthochschule, um ihre Regeln offiziell anerkennen zu lassen bzw. offizielle Regeln zu erhalten. Höhepunkt war sicherlich die Einladung an den Fußballbundesligaschiedsrichter Pauli aus Rheydt, eines der Spiele zu pfeifen. Dieser nahm die Einladung an und leitete eine Begegnung zwischen zwei Schulen, zu der beide mit einigen Fans angereist waren.

Der Wert solcher Vorgänge für die Identitätsbildung und Sinnfindung ist kaum hoch genug einzuschätzen. Hier entstehen Möglichkeiten, sich mit der Welt auseinanderzusetzen und in ihr aktiv zu werden, die der Persönlichkeit verlorengegangene Werte zurückgeben. Es macht auch wieder Sinn, sich für etwas zu engagieren und so weit wie möglich aktiv am Leben teilzunehmen.

3.4. Spina bifida

Das Krankheitsbild der spina bifida ist dasjenige, bei dem die Schädigung schon von Beginn an am deutlichsten sichtbar ist. Es handelt sich hierbei um eine **Fehlbildung des Neuralrohres,** das nicht ganz geschlossen ist. Das Rückenmark tritt aus dem Neuralrohr hervor und bildet eine sogenannte Myelocele oder Meningomyelocele.

Struktur und Funktion des Rückenmarks sind beeinträchtigt, **Lähmungen** und **Sensibilitätsstörungen** von der geschädigten Stelle abwärts sowie die Dysfunktion von Blasen- und Darmverschluß (Inkontinenz) sind die Folge. In der Regel ist eine möglichst schnelle operative Versorgung notwendig (innerhalb der ersten 24–48 Stunden), um das Neuralrohr zu schließen und weitere Folgeschäden an Rückenmark und Gehirn zu verhindern.

Art und Ausmaß der Behinderung sind abhängig von der **Höhe der Läsion** und dem **Ausmaß** der Schädigung (komplett oder inkomplett). Auch die vegetative Regulation ist beeinträchtigt, was zu Durchblutungsstörungen und Druckgeschwüren mit schlecht heilenden Wunden führen kann.

Diese Symptome entsprechen dem Krankheitsbild vergleichbarer erworbener Querschnittslähmungen. Im Gegensatz hierzu kommt es bei der spina bifida nicht selten zur Bildung eines **Hydrocephalus,** die das Einsetzen eines Ventiles erforderlich macht, um das sich anstauende Nervenwasser abfließen zu lassen und den Druck in den Hirninnenräumen zu senken.

Wiederholter oder chronisch erhöhter Hirndruck kann zu Hirnschädigungen führen, die in ihrer Symptomatik anderen Hirnschädigungen vergleichbar sind (Kessler 1988, 55). Wenn auch die statistischen Daten recht unterschiedlich und schwer vergleichbar sind, rechnet Bock (1988, 19) bei

32% der Kinder mit einer minimalen cerebralen Funktionsstörung, andere Untersuchungen weisen einen erhöhten Anteil lernbehinderter Kinder im Vergleich zum Bevölkerungsdurchschnitt aus (S. 56). Cerebrale Bewegungsstörungen wie die oben beschriebenen sind jedoch eher selten.

Einige Kinder mit spina bifida kommen bereits mit Fehlstellungen der unteren Extremitäten zur Welt, die als Folge der Grunderkrankung zu betrachten sind (Correll 1994, 105). Diese Folgen entstehen bereits intrauterin und können sich im Laufe der Entwicklung verstärken. Folge von durch die Lähmung bedingten Fehlhaltungen sind schließlich vor allem Hüftluxationen und Skoliosen.

All diese Symptome machen eine intensive und meist dauerhafte medizinische Versorgung notwendig, bei der einerseits Operationen, andererseits die Versorgung mit Hilfsmitteln im Vordergrund stehen und die nicht selten lange Krankenhausaufenthalte erforderlich machen.

Besondere Schwierigkeiten in der Bewegungsentwicklung macht das Ungleichgewicht zwischen Streck- und Beugemuskulatur (Aly 1992, 269). Es entsteht dadurch, daß Beuger und Strecker von verschieden hohen Innervationsebenen versorgt werden. Dies führt zu einer Imbalance zugunsten der Adduktoren (Beuger).

Muskeln, die normal innerviert sind, haben keinen gleichrangigen Antagonisten. Folge sind Kontrakturen der Beuger und Fehlstellungen im Bereich der Füße, Knie oder Hüfte. Diese stärkeren Muskelgruppen dürfen also **nicht** geübt und gestärkt werden, da sich das Ungleichgewicht weiter verstärkt. Vielmehr müssen die geschwächten Antagonisten mit orthopädischen Hilfsmitteln, Haltungskontrolle und verändertem Gangschema unterstützt werden, das zentrale Behandlungsziel in der Krankengymnastik heißt nicht ‚fördern‘ oder ‚kräftigen‘, sondern sekundäre Fehlstellungen frühzeitig verhindern.

Hinzu kommt, daß die Lähmung nicht unbedingt symmetrisch ist, also auch eine ungleiche Verteilung der Innervation von Muskeln der beiden Körperhälften vorliegt. Auch dieses muskuläre Ungleichgewicht führt zu Hüftluxation und Skoliose.

Das Kind mit spina bifida hat also in der Regel nicht nur mehrere Operationen über sich ergehen lassen müssen, es muß auch mit Einschränkungen seiner Bewegungsfähigkeit leben lernen, die nicht allein auf die Lähmung, sondern auf Orthesen zurückzuführen sind, die den Knochenbau vor Deformationen durch das spontane kindliche Bewegungsverhalten schützen, um so die Beweglichkeit für später zu erhalten. Die Akzeptanz der Orthesen durch das Kind ist dabei außerordentlich wichtig und erfordert eine große Geduld und viel Einfühlungvermögen von Therapeuten und Eltern.

Die Entwicklung des Gehirn bei Kindern mit spina bifida ist – mit den oben gemachten Einschränkungen – als weitgehend normal zu betrachten, die motorische Beeinträchtigung betrifft vor allem den **Informationsfluß** zwischen Gehirn und Peripherie (Muskeln), und zwar in beiden Richtungen, also sowohl die motorischen als auch die sensiblen Bahnen betreffend, eine Kompensation erscheint also m. E. möglich.

Wir haben oben festgestellt, daß auch zwischen der motorischen Entwicklung und der Entwicklung des Gehirns ein Regelkreis besteht. „Wir wissen, daß das sich entwickelnde Gehirn auf die richtigen Informationen zum richtigen Zeitpunkt angewiesen ist, um die Grundlagen für den nächsten Entwicklungsschritt zu haben" (Michael 1992, 259). Dieser Regelkreis ist bei Kindern mit spina bifida eingeschränkt, da vor allem der Prozeß der Aufrichtung mit der Entwicklung des Gehirns nicht Schritt hält. Das Kind benötigt also Unterstützung in seiner Entwicklung, ohne diese zu stören oder ihr vorzugreifen. Dazu ist es notwendig, den Zeitpunkt zu erfassen, an dem das Kind einen Entwicklungsschritt nicht allein tun kann, und ihm dann dabei zu helfen. Dazu wird das Kind mit passiven Hilfen aufgerichtet.

Problematisch ist hier vor allem die Phase des Krabbelns. Das Krabbeln führt sehr schnell zu einer starken Hüftluxation mit einschneidenden Folgen für die spätere Haltung und weitere Aufrichtung. Auch wenn dem Kind das Krabbeln nicht ganz verboten werden darf, sollte ihm zu diesem Zeitpunkt ein Stehtisch als Alternative angeboten werden. Dies ist der einzige Zeitpunkt, zu dem aktiv in die Bewegungsentwicklung eingegriffen wird. Wie bei jedem Angebot ist es auch hier von entscheidender Bedeutung, daß das Kind das Angebot akzeptiert, was ebenfalls ein Hinweis darauf ist, daß der richtige Zeitpunkt getroffen wurde. Zu **frühes** Anlegen von Orthesen zur Aufrichtung führt zu verstärkter Abhängigkeit von Erwachsenen, die eigenen Bedürfnisse des Kindes werden nicht getroffen, seine Neugierde wird eher gehemmt als gefördert (Aly 1992, 270).

Zu **späte** Aufrichtung und zu spätes Gehen führen dazu, daß diese Fähigkeiten zwar erlernt werden, aber nicht mehr so gut in den Alltag integriert werden können (Michael 1992, 259). Eine besondere Rolle kommt dem Erlernen des Gehens mit verschiedenen Hilfsmitteln zu. Hier ist vor allem das Ferrari-Konzept zu nennen (beschrieben bei Aly und Michael). Das Gehen hat Auswirkungen auf die verschiedensten Bereiche, nicht zuletzt fördert es das Selbstwertgefühl und trägt zu einer Verbesserung der Blasenkontrolle bei.

All die genannten medizinisch-therapeutischen Interventionen sind eine große Belastung für die spontane Entwicklung des Kindes und betreffen auch die Entwicklung der Gesamtpersönlichkeit. Sie sind aber von Beginn an auch eine Belastung für die Eltern und ihre Beziehung zum Kind. Gleich nach der Geburt ist die Entscheidung über eine Operation zu fällen, die Eltern sind in einer in mehrfacher Hinsicht belastenden Situation. Ihr Kind können sie meist nicht sehen, da es medizinisch versorgt werden muß, sie wissen aber, daß mit ihrem Kind etwas nicht in Ordnung ist. An die Stelle natürlicher Versorgung tritt die Auseinandersetzung mit der Schädigung vom ersten Moment an. Aufgrund des langen Klinikaufenthaltes gleich zu Beginn wird die Beziehung zwischen Eltern und Kind erschwert. Sie benötigen viel Zeit und manchmal auch Hilfe, um zu ihrem Kind eine positive Haltung, körperliche Nähe, Vertrautheit und schließlich eine intensive Beziehung aufzubauen. „Anfangs haben die Eltern [...] oft Scheu, die teilweise oder ganz gelähmten Beine des Säuglings und seinen Rücken mit der frischen Operationsnarbe in die Pflege einzubeziehen" (Aly 1992, 268).

Auch die nicht enden wollende Auseinandersetzung mit medizinischen Fragen (Korrektur von Fehlstellungen, Umgang mit der Inkontinenzproblematik, Benutzung orthopädischer Hilfsmittel, krankengymnastische Therapie, Dehnung zur Kontrakturprophylaxe etc.) erschwert die unbefangene Beziehung zwischen Mutter und Kind, die das Kind so dringend braucht. Die Gefahr ist groß, daß die Eltern zu Ko-Therapeuten und medizinischen Fachleuten für ihr Kind werden und dabei ihrem Kind zwar eine medizinisch korrekte Entwicklung ermöglichen, vieles andere aber zu kurz kommt. Eltern und Kind wird ein hohes Maß an Disziplin abverlangt, Spontanität und Lebensfreude stehen im Hintergrund. Aufgabe einer medizinisch-therapeutischen Betreuung muß es auch sein, Raum für diese Dinge zu lassen, damit eine liebevolle und soweit wie möglich „normale" Beziehung zwischen Eltern und Kind zustande kommen kann.

Die problematische Beziehung zu Beginn wirkt sich auch auf die psychische Entwicklung des Kindes aus. Kindern mit spina bifida wird nicht selten Distanzlosigkeit und Unstetigkeit in ihren Beziehungen bescheinigt. Auch wenn derlei Pauschalisierungen mit Vorsicht zu betrachten sind, muß die Beziehungsaufnahme doch als möglicherweise belastet angesehen werden. Die frühen Operationen und damit verbundenen Klinikaufenthalte lassen nur schwer ein Grundvertrauen zu den Eltern entstehen, das auch immer wieder durch neue Klinikaufenthalte erschüttert werden kann. Auch die oben genannten Belastungen der Eltern machen es diesen nicht leicht, unbeeinträchtigt ihren Kindern Sicherheit und Geborgenheit zu vermitteln. Sicherlich entwickelt jede Familie und jedes Kind ihre eigene Strategie, mit diesem Problem umzugehen, das Risiko einer Beziehungsstörung und daraus resultierende Schwierigkeiten in der Gestaltung späterer Beziehungen für das Kind bleiben bestehen.

Ziel psychomotorischer Förderung ist nun nicht die motorische Förderung und Kräftigung, dies könnte kontraindizierend sein, vielmehr muß auch in der psychomotorischen Förderung darauf geachtet werden, daß nicht Bewegungsmuster erlernt und geübt werden, die die Imbalance fördern.

Welche Rolle kann dann psychomotorische Förderung spielen? Hier sind vorrangig drei Bereiche zu nennen:

1. Unterstützung der krankengymnastischen Therapie

Es sollen Situationen und Bewegungsräume geschaffen werden, in denen das Kind spielerisch die von der Krankengymnastin initiierten Schritte üben kann, sei es, um Anreize für das Einhalten einer neuen Körperposition oder für das Laufen mit Orthesen zu schaffen, sei es, um neue Bewegungsformen (Gehen, Klettern, Überwinden von Hindernissen mit Schienen) zu üben oder dem Kind Möglichkeiten zu bieten, trotz einschränkender Hilfsmittel Bewegungsfreude zu entwickeln (Stehschaukeln u. a.).

2. Aufarbeitung von psychomotorischem „Nachholbedarf“

Die Kinder sind aufgrund ihrer Fixierung durch Hilfsmittel vor allem in den Bewegungsübergängen oft sehr eingeschränkt. Ihre Raumerfahrung ist auf bestimmte Positionen im Raum beschränkt. In diesen kontrollierten Situationen können sie einerseits mit ihren Orthesen, sofern diese im Knie und Hüftgelenk nicht fixiert sind, das Kriechen und Krabbeln nachholen, das jetzt mit den Orthesen nicht mehr so problematisch für die Hüfte ist, sie können das Klettern und Fallen spielerisch nachholen und gleichzeitig üben.

Aber auch die Körpererfahrung ohne Hilfsmittel sollte in der psychomotorischen Förderung eine Rolle spielen. Das Kind sollte die Möglichkeit erhalten, seinen ganzen Körper, auch den gelähmten Teil wahrzunehmen, damit nicht erst in der Pubertät der ganze Körper als etwas entdeckt wird, „das ganz zu mir gehört“ (Schneider, Peschke 1990, 82).

Ebenso sollte der Rollstuhl in die psychomotorische Arbeit einbezogen werden, denn mit ihm ist vor allem das ältere Kind schließlich am beweglichsten und motorisch relativ unabhängig. Seine Handhabung ist sowohl für die Alltagsbewältigung als auch für etwaige sportliche Aktivitäten von entscheidender Bedeutung.

3. Auseinandersetzungen auf der Beziehungsebene

Auch in die psychomotorische Förderung bringt das Kind seine Art und Weise, Beziehungen aufzunehmen, mit ein. Vor allem Einzeltherapie oder Arbeit in kleinen Gruppen ermöglicht intensivere Auseinandersetzung mit Beziehungen, als dies in einer größeren Kindergartengruppe oder Schulklasse der Fall ist. Schließlich ist auch der Erfolg einer Therapie abhängig von dem Verhältnis, das Therapeutin und Kind entwickeln. Die Beziehungsebene aus einer therapeutischen Situation herauszulassen ist also kaum möglich.

Hilfreich für das Kind kann es sicherlich sein, wenn die Therapeutin die Art und Weise der Beziehungsaufnahme einzuschätzen weiß und eventuelle Auffälligkeiten nicht auf sich und die therapeutische Situation allein bezieht. Hier ist eine Form der Distanz gefragt, die dabei hilft, nicht gleich die Therapie in Frage zu stellen, wenn Schwierigkeiten mit dem Kind auftreten.

Für das Kind sinnvoll ist sicherlich eine psychomotorische Arbeit, die den Beziehungsaspekt thematisiert und bearbeitet. Hierzu ist der Ansatz von Aucouturier besonders geeignet, da er den psychischen Aspekt in den Vordergrund stellt.

3.5. Sonstige Körperbehinderungen

Kinder mit oben dargestellten Körperbehinderungen stellen den Hauptanteil der SchülerInnen, die eine Schule für Körperbehinderte besuchen. Daneben gibt es noch andere Krankheitsbilder, die aber eher selten vorkommen wie u. a. Wachstumsstörungen, Glasknochenkrankheit, Mißbildungen der Gliedmaßen. Andere Krankheitsbilder wie Poliomyelitis sind aufgrund medizinischer Vorsorge so gut wie ganz aus der Schule verschwunden.

Diese eher selteneren Krankheitsbilder sollen hier nicht gesondert behandelt werden. In der psychomotorischen Behandlung gilt aber der auch für die anderen Krankheitsbilder eingeschlagene Weg: genaue Informationen über das Krankheitsbild im allgemeinen und die Krankengeschichte des einzelnen Kindes im besonderen und Auseinandersetzung mit den möglichen psychischen Folgen und Begleiterscheinungen der jeweiligen Behinderung.

4. Ziele, Prinzipien und Inhalte

> „Letztlich ist es die Frage, wer Herr oder Herrin im Hause ist – die Behinderung oder ich?" *Schnitger (1990, 80)*

4.1. Grundlegende Ziele und Prinzipien

Grundlegender Bezugspunkt jeder psychomotorischen Praxis ist der Körper mit seinen Auffälligkeiten. Dies gilt in besonderem Maße für Kinder mit Körperbehinderungen. Psychomotorik in der Schule für Körperbehinderte soll ja gerade die Arbeit mit dem Körper in den Vordergrund rücken, denn schließlich ist der geschädigte Körper das Grundproblem des körperbehinderten Kindes.

Grundsätzlich gilt auch hier das Hauptziel psychomotorischer Förderung: die Erweiterung der Handlungsfähigkeit (Kesper/Hottinger 1997, 129). Dies bedeutet ein größeres Repertoire an Handlungs- und Reaktionsmöglichkeiten auf die Anforderungen der Umwelt. Die Arbeit ist also darauf gerichtet, dem Kind Anpassungsreaktionen, von denen Ayres spricht (siehe auch Kap. 2.1.), zu ermöglichen.

„Das Kind soll lernen, sinnvoll mit sich selbst und der Welt umgehen zu können. Die Voraussetzungen dafür sind körperliche Beweglichkeit, Reaktionsfähigkeit und Kontrolle [...]" (Kiphard 1980, 21). Diese Fähigkeiten sind und bleiben beim Kind mit einer Körperbehinderung in der Regel eingeschränkt. Ziel psychomotorischer Förderung ist es damit auch nicht, die Behinderung teilweise zu beheben oder gar ganz zu heilen.

Vielmehr geht es darum, dem Kind Hilfen zu bieten, seinen **Körper** und dessen motorische Möglichkeiten besser **kennenzulernen,** den Körper mit seinen Einschränkungen **zu akzeptieren,** sich mit ihm **zu identifizieren** und mit ihm **autonomer zu werden.** Auch wenn für Kinder mit einer Körperbehinderung Grenzen in ihrer motorischen Entwicklung bestehen, bedeutet dies nicht, daß ihre Bewegungsmöglichkeiten begrenzt werden dürfen. Es ist gerade deshalb, weil ihre Entwicklung langsamer verläuft und weil sie mit ihren Einschränkungen leben lernen müssen, besonders wichtig, ihnen mehr an motorischen Entfaltungsmöglichkeiten anzubieten.

Auch sie verfügen über den **inneren Drang** (Ayres) oder die **Entwicklungsdynamik** (Aucouturier), auch bei ihnen ist die Entwicklung nicht allein durch neurologische Faktoren begrenzt, sondern oft auch durch zu

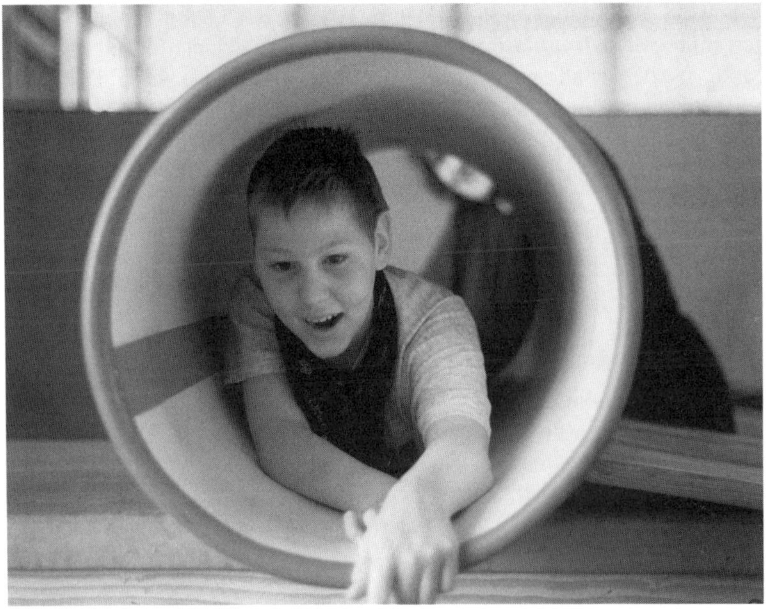

Abb. 11: Vorfreude vor dem Hinunterrollen

wenig und falsche Bewegung eingeschränkt. „Es ist leider eine Tatsache, daß Kinder, die es am nötigsten hätten und für die es am sinnvollsten wäre, sich am wenigsten bewegen“ (Möllers 1986, 8). Es gilt also auch hier, den Kindern die verschüttete Entwicklungsdynamik zurückzugeben. Je schwerer die Schädigung ist, um so mehr geht es darum, diese Entwicklungsdynamik erst einmal zu erlangen.

Wird das Kind in die Lage versetzt, seinem inneren Drang und seiner Entwicklungsdynamik zu folgen, kann es Strategien entwickeln, mit seiner Behinderung umzugehen, und sich mehr in seinem Körper zu Hause zu fühlen. Das Kind hat „sein psychoaffektives Gleichgewicht bewahrt oder wiedergefunden [...], seine Dynamik, seinen Wunsch nach Selbstbestätigung, seinen Wunsch nach Ausdruck und Kommunikation, seine Kreativität und Neugierde“ (Aucouturier, zitiert nach Esser 1995a, 41).

Ein wichtiger Baustein auf dem Weg dorthin ist sicherlich das **Spaßhaben.** „In gewissem Sinne ist Spaßhaben ein Inbegriff für gute sensorische Integration. Die Möglichkeit, Sinneswahrnehmungen sinnvoll ordnen zu können, vermittelt uns Befriedigung, und die Befriedigung wird noch größer, wenn Empfindungen auch mit angepaßten Reaktionen beantwortet werden“ (Ayres 1984, 9).

Sowohl Aucouturier als auch Ayres setzen auch bei Kindern mit Störungen auf die **Selbstregulationskräfte.** Die Kinder stecken oft in einer Sackgasse, aus der sie alleine nicht herauskommen. Indem sie sich z. B. immer wieder die gleichen Reize zuführen oder immer die gleichen Bewegungen und Handlungen vollführen, verschaffen sie ihrem Gehirn keine neuen Anregungen, die es zu integrieren gilt.

Diese Sackgasse kann sowohl eher psychisch bedingt sein wie z. B. bei sogenannten autistischen Kindern, eher neurologisch wie bei Kindern mit cerebralen Tonusregulationsstörungen oder auch eher sozial bedingt bei Kindern, die z. B. nie dazu angeregt werden, ihren Rollstuhl zu verlassen, neue Bewegungsmöglichkeiten auszuprobieren und die damit auf die wenigen ihnen bekannten Bewegungen beschränkt bleiben. Oft wird auch eine Vermischung dieser drei Aspekte der Fall sein.

Für die psychomotorische Arbeit mit Kindern mit Körperbehinderungen ist es besonders wichtig, das Kind, seinen Körper und seine motorischen Möglichkeiten genau kennenzulernen. Dazu gehören das Wissen um spezifische Notwendigkeiten bestimmter Krankheitsbilder ebenso wie die individuellen motorischen Voraussetzungen, die gesamtpersönliche Entwicklung und nach Möglichkeit auch die soziale Situation des Kindes.

Zur Vermeidung von **Kontraindikation** (Überanstrengung von Kindern mit progressiver Muskeldystrophie, Förderung pathologischer Bewegungsmuster bei cerebral bewegungsgestörten Kindern, Stärken der dominanten Muskelgruppen bei Kindern mit spina bifida etc.) ist eine genaue Kenntnis des Krankheitsbildes unabdingbar.

Je stärker ausgeprägt eine Behinderung jedoch ist – dies gilt vor allem für cerebral geschädigte Kinder – desto eher kann psychomotorische Aktivität zur Gratwanderung zwischen Anregung zu spontaner Bewegungsfreude und Vermeidung pathologischer Bewegungsmuster werden. Vor allem KrankengymnastInnen, die über eine genaue Kenntnis von pathologischen und sinnvollen Bewegungsmustern verfügen, stehen hier in einem Konflikt bei der Behandlung. Die Bedeutung der spontanen Bewegungsfreude rückt aber immer mehr ins Bewußtsein, vielleicht macht die Vermittlung zwischen diesen beiden Polen die „Kunst“ psychomotorischer Arbeit bei Kindern mit Körperbehinderungen aus.

Für Kinder, denen eine bewußte Bewegungskontrolle weitgehend möglich ist, ist dies noch ein relativ geringes Problem; gerade bei schwerstbehinderten Kindern drückt sich aber Bewegungsfreude oft in stereotypen Bewegungen oder pathologischen Bewegungsmustern aus (Hachmeister 1989, 31). Die allgemeine Aktivierung und damit verbundene Erhöhung der Wachheit und Aufmerksamkeit (vgl. Kap. 2.1.) rechtfertigen jedoch die Arbeit mit ebendiesen pathologischen Bewegungen. Viele Kinder hätten ohne Einsatz pathologischer Bewegungsmuster kaum eine Möglichkeit zu Spiel- und Alltagshandlungen.

Kinder mit Körperbehinderungen sind oft nicht in der Lage, selbständig Bewegungsaktivitäten zu finden, sie sind oft auf Hilfsmittel (Rollstuhl, Gehgestell, Korsett u. a.) angewiesen, ohne die und mit denen sie sich nur in begrenztem Rahmen bewegen können. In der psychomotorischen Förderung geht es also zunächst einmal darum, Bewegungsräume zu finden und zu konzipieren, in denen es auch ihnen möglich ist, sich zu bewegen. Was den Rollstuhl als das wichtigste Hilfsmittel betrifft, gilt, daß es Angebote mit und ohne Rollstuhl geben muß.

Ein Kind aus seinem Rollstuhl herauszunehmen, ist allein noch kein psychomotorisches Angebot. Ein Angebot wird daraus erst dann, wenn dem Kind andere Möglichkeiten der Bewegung angeboten werden. Sitzen vor allem jüngere Kinder die ganze Zeit in ihrem Rollstuhl, werden ihnen grundlegende Raumlagewahrnehmungen vorenthalten. Es muß aber immer gesichert sein, daß dem Kind mit dem Bewegungsangebot die Möglichkeit zu eigenaktivem Handeln gegeben wird.

Wir müssen also Bedingungen schaffen, unter denen das Kind sich bewegen, Bewegung erleben und Spaß an der Bewegung haben kann. Nur dann kann das Kind die Wahrnehmungen und Erlebnisse integrieren, Anpassungsleistungen vollbringen. Wir müssen Bewegungsräume finden, in denen dem Kind **dynamische Handlungen** (Azemar 1978, 49) ermöglicht werden und es in die Lage versetzt wird, sich motorisch auszudrücken.

Mit dynamischen Handlungen ist gemeint, daß das Kind durch das Materialangebot zu eigener Aktivität herausgefordert wird, Bewegungsräume geschaffen werden, die zur Bewegung animieren (Burmeister 1991, 82) und nicht allein zum passiven Erleben irgendeiner Stimulation, erst dann kann das Kind sich in Bewegung ausdrücken. Das bedeutet nicht, daß dem Kind keine Stimulation von außen angeboten werden darf; vor allem von der Schwere der Behinderung hängt es ab, wie hoch der eigenaktive Anteil sein kann, in manchen Situationen mag er allein darin bestehen, daß das Kind ein Signal gibt, mit dem es Zustimmung oder Ablehnung zu einer Stimulation ausdrückt. Gerade dieser Anteil ist aber dann von besonderer Bedeutung (zur Arbeit mit schwerstbehinderten Kindern siehe Kap. 5.4.).

Nicht allein die Zustimmung des Kindes ist wichtig, die emotionale Beteiligung ist von entscheidender Bedeutung. In **tonisch-emotionalen Spielen** werden die Kinder auf allen Ebenen angesprochen. „Es sind dies Spiele, bei denen es hauptsächlich um ein mehr oder weniger unkontrolliertes ‚Sich-fallen-Lassen' geht. Es ist ein lustvolles Erleben von Gleichgewicht und Ungleichgewicht" (Esser 1995b, 11).

Nun ist es gerade dies, was für viele Kinder mit Körperbehinderungen besonders schwierig ist, und es zählt zu den besonderen Herausforderungen, auch für diese Kinder Bewegungsräume zu schaffen, in denen ihnen diese Erfahrungen ermöglicht werden, ohne daß sie nur stimuliert werden, ohne daß sie Überforderungen ausgesetzt und ohne daß kontraindizierte Reaktionen provoziert werden.

Psychomotorische Förderung wird also in den seltensten Fällen festgeschriebene Übungen beinhalten, wenn auch bestimmte Bereiche besonders geübt werden können, wie z. B.

- selbständige Fortbewegung,
- Einschätzen von motorischen Möglichkeiten und von Gefahren,
- Rücksicht nehmen auf andere,
- abwarten können und vieles mehr.

Von besonderer Bedeutung für das Gelingen psychomotorischer Arbeit sind die Rolle und das Verhalten der TherapeutInnen/PädagogInnen. Er/sie begleitet die Aktivitäten der Kinder mit **tonischer Empathie.** „Empathie bezeichnet die Fähigkeit, sich in den anderen hineinversetzen zu können, ihn so anzunehmen, wie er ist, und ihn zu verstehen" (Esser 1995a, 60). Die TherapeutInnen unterstützen das Wechselspiel von Tonus und Emotion. Die Bewegung wird als angenehm und schön erlebt, diese Freude verändert den Grundtonus, der sich wieder auf die aktive Bewegung auswirkt ...

Die Bewegung sollte aber vom Kind ausgehen, oft bedarf es hier einer besonderen Geduld, um nicht immer gleich zu helfen oder zu zeigen, wie etwas besser geht. Vor allem Kinder, die langsam in ihren Bewegungen und auch ein bißchen träge sind, stellen eine große Herausforderung an die Geduld dar. Nur wer diese Geduld aufbringt, kann die Kinder **in ihrem Suchen führen** (Lapierre 1978, 45). Indem auf den Möglichkeiten und Stärken des Kindes aufgebaut wird, indem die Spielvorstellungen der Kinder einbezogen werden, indem das Selbstfinden von Problemlösungen angestrebt wird und indem auf Leistungsbewertungen weitgehend verzichtet wird (Möllers 1986, 47f), was nicht gleichbedeutend mit dem Verzicht auf Lob ist, rückt das Kind als Initiator von Bewegungsaktivitäten in den Mittelpunkt.

4.2. Schwerpunkte der psychomotorischen Praxis

Welchen KollegInnen ist es nicht so ergangen: Da kommt man zurück von einer Psychomotorik-Fortbildung, voll mit vielen Ideen, und stellt fest, daß sich vieles so, wie man es gelernt hat, nicht unmittelbar auf die Arbeit mit Kindern mit Körperbehinderungen übertragen läßt.

Vieles aus der psychomotorischen Praxis setzt ein Maß an Mobilität bei den Kindern voraus, das hier nicht erfüllt wird. Es gilt also nun, die vielen Ideen und Praxisangebote zu modifizieren und auf Kinder mit Körperbehinderungen zu übertragen.

Nicht selten sind die motorischen, kognitiven und emotionalen Voraussetzungen so verschieden, daß einem diese Arbeit aber auch keine Fortbildung und schon gar kein Buch abnehmen kann. Es würde auch den Rahmen dieses Buches sprengen, wollte man die bekannten psychomotorischen Angebote auf ihre Anwendbarkeit hin überprüfen und für die Arbeit möglicherweise mit den unterschiedlichen Gruppen, die in der Schule für Körperbehinderte anzutreffen sind, modifizieren. Zunächst ist es aber wichtig, Schwerpunkte zu setzen und eine inhaltliche Auswahl vorzunehmen.

Diese ist vor allem abhängig von dem Rahmen, in dem psychomotorische Förderung stattfindet. D. h. davon, ob ich psychomotorische Elemente in die **therapeutische Arbeit** einfließen lasse, ob ich die **Vermittlung von Lerninhalten** mit psychomotorischen Methoden koppele oder ob ich psychomotorische Förderung als **Unterrichtsfach** mit einer Klasse oder einer Kleingruppe betreibe. Damit sind die drei Bereiche genannt, in denen psychomotorische Förderung in der Schule für Körperbehinderte eine Rolle spielt. Mit diesen drei Bereichen werden sich die nachfolgenden Kapitel befassen.

Zunächst ist die Kenntnis der Krankheitsbilder und möglicher kontraindizierender Bewegungen unbedingt notwendig. So kann Tauziehen z. B. für Kinder mit einem schlaffen Grundtonus eine ausgesprochen sinnvolle Aktivität sein, für Kinder mit Muskeldystrophie aber eine schädliche. Bei den jüngeren Kindern ist der Schwerpunkt eindeutig die Wahrnehmung und das Erfahren des eigenen Körpers und seiner Möglichkeiten.

Im Sinne der **sensorischen Integration** werden die drei Bereiche – taktile, kinästhetische und vestibuläre Wahrnehmung – gefördert. Auch wenn eine Trennung nur theoretisch gezogen, vor allem die Tiefensensibilität (Kinästhetik) so gut wie nicht ausgeschaltet werden kann, macht es Sinn, die einzelnen Bereiche gezielt anzugehen.

Taktile Wahrnehmung meint das Fühlen mit Händen und Füßen, aber auch der ganzen Körperoberfläche. Sie kann gefördert werden durch:

- Körperkontakt zu anderen Kindern oder Erwachsenen,
- das Spüren verschiedener Oberflächenbeschaffenheiten der unterschiedlichsten Materialien, beginnend beim Spüren z. B. einer harten oder weichen Unterlage über das Abreiben mit verschiedenen Materialien bis hin zum Erspüren von Oberflächeneigenschaften in einem Grabbelsack,

- Massagen des ganzen Körpers, einzelner Bereiche oder Körperteile,
- Matschen mit verschiedenen Materialien vom Kleisterbild-Malen bis zur Cremerutsche,
- das Einrollen oder Bedecken des Körpers in oder mit verschiedenen Materialien.

Vor allem bei den Massagen ist eine Abgrenzung zur kinästhetischen Wahrnehmung kaum möglich, manchmal ist sogar das Durchdringen der Hautoberfläche und das intensive Spüren über die Druckrezeptoren ein Weg, z. B. bei taktiler Überempfindlichkeit oder Abwehr.

Bei der taktilen Wahrnehmung ist im besonderen Einfühlsamkeit gefordert, die Kinder dürfen nicht überfordert oder überstimuliert werden. **Jede Form von Stimulation** (Massage, Abreiben etc.) **muß der Kontrolle der Kinder unterliegen,** d. h., daß die Kinder aufgefordert werden, Zustimmung und Ablehnung, Wünsche, Vorlieben etc. zu äußern, vor allem aber heißt es, Ablehnung zu respektieren.

Die **vestibuläre Wahrnehmung,** über den Gleichgewichtssinn kann als Herausforderung, also mit der Notwendigkeit von Ausgleichsbewegungen, und als Stimulation ohne Ausgleichsbewegungen gefördert werden durch

- verschiedene Schaukelkonstruktionen (je nach Konstruktion werden qualitativ unterschiedliche Bereiche angesprochen, Vor- und Rückwärtsbewegung, Seitwärtsbewegung, Drehen, Kreisen, sie ist abhängig von der Aufhängung, Ein-, Zwei- oder Vierpunktaufhängung),
- Auf- und Abbewegung auf dem Airtramp oder Trampolin (Abb. 12),
- aktives oder passives Fahren mit dem Rollbrett,
- Pedalofahren,
- die Wabbelmatte (eine auf Bällen gelagerte Matte), auf der verschiedene Körperpositionen eingenommen werden können und die auch aktiv oder passiv bewegt werden kann,
- Rollen, Rutschen, Springen, Fallen etc. auf der schiefen Ebene,
- den Physioball, auf dem auch verschiedene Positionen eingenommen werden können,
- Balanceübungen auf dem Therapiekreisel, Bänken etc.

Auch für die vestibuläre Wahrnehmung gilt, daß die Kinder bestimmen können sollen, welchen Reizen sie sich aussetzen. Das kann auch beinhalten, ein Kind einmal zu überreden, etwas auszuprobieren, um danach mit ihm zu besprechen, ob dies eine positive oder negative Erfahrung war. Dies ist auch möglich mit nichtsprechenden Kindern, denn auch sie sind vor allem bei Körpererfahrungen in der Lage, Zustimmung oder Ablehnung zu

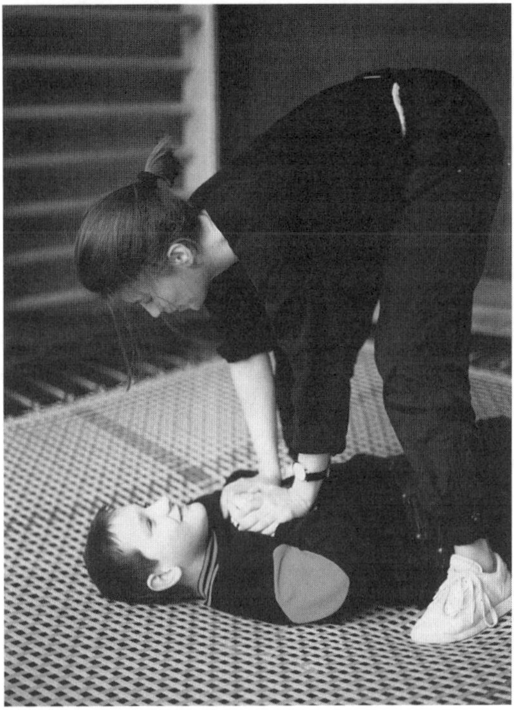

Abb. 12: Durch den Druck auf den Körper wird das Kind an der Auslösung der Bewegung beteiligt.

signalisieren. Intensive vestibuläre Reize können auch später (im Laufe des Tages oder auch erst am Abend) zu vegetativen Reaktionen wie Übelkeit oder Schwindelgefühl führen. Berichte über derartige Reaktionen sind unbedingt ernst zu nehmen.

Kinästhetische Reize, also die Erfahrung von Druck und Zug an Muskeln und Gelenken, sind an den meisten Angeboten zur Körpererfahrung beteiligt (Abb. 13). Gezielt gefördert werden kann die kinästhetische Wahrnehmung durch starken **Druck** auf den Körper

- mit einer Medizinballmassage,
- mit Auflage von Gewichten auf einzelne Körperteile oder den ganzen Körper,
- im „Sandwich", bei dem die Kinder zwischen Turnmatten liegen (manche Kinder fordern, daß ein enormes Gewicht auf sie gelegt wird),

- in Knautschsäcken, in die die Kinder hineingedrückt werden,
- beim Wegdrücken, bei dem sich zwei Personen gegenseitig direkt oder über einen Gegenstand als Puffer wegdrücken,
- beim Umdrücken einer schweren Mauer aus Matten o. ä.,
- beim Springen auf eine Matte u. v. m.

und durch starken **Zug,** vor allem an Armen und Beinen, der auf den ganzen Körper wirkt,

- beim Tauziehen,
- beim „Flugzeugspiel", bei dem das Kind an einer Hand und einem Bein gehalten und schnell im Kreis gedreht wird,
- beim Heraufziehen auf einer schiefen Ebene an einem Seil,
- beim Karussellfahren am Seil auf dem Rollbrett,
- beim Rollbrettzug, bei dem sich ein Kind an den Füßen eines anderen festhält, evtl. von einem Elektrorollstuhl gezogen,
- beim Schaukeln an Reck, Barren und Ringen,
- beim Klettern in jeder Form u. v. m.

Die kinästhetische Wahrnehmung ist hauptsächlicher Bestandteil der Entwicklung von Körperschema und Körperbild. Hierfür spielen das Einnehmen verschiedener Körperpositionen, die verschiedenen Fortbewegungs-

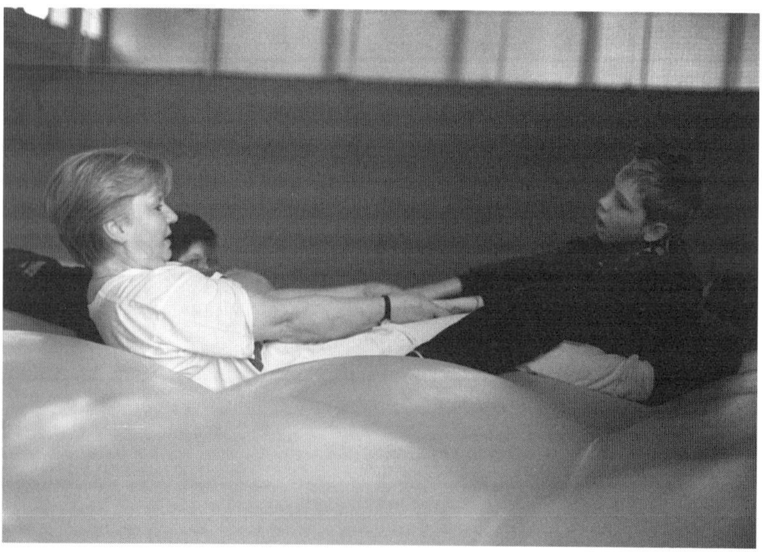

Abb. 13: Druck und Zug, passiv und aktiv erlebt

möglichkeiten vom Robben bis zum Laufen oder Hüpfen eine wichtige Rolle (Spiele hierzu siehe Brüggebors 1989, 100ff).

Für überempfindliche Kinder ist eine intensive Beteiligung der kinästhetischen Wahrnehmung oft eine große Hilfe, um Erfahrungen in den anderen Wahrnehmungsbereichen machen zu können. Fest in einen Knautschsack gedrückt, können viele vestibulär überempfindliche Kinder vestibuläre Reize eher als angenehm und nicht mehr als bedrohlich empfinden und damit integrieren. Ein taktil überempfindliches Kind kann sich an die sonst als diffus wahrgenommene Creme gewöhnen und damit auch neue und wichtige taktile Erfahrungen machen, indem es fest damit auf eine Folie drückt und darauf schmiert.

Bei Kesper/Hottinger (1997, 134ff) finden sich im Bereich der Körpererfahrung neben Angeboten zu den genannten drei Bereichen solche zu bestimmten Bereichen der motorischen Entwicklung. Es sind Übungen:

- zur Stellungsintegration und Augenmuskelkontrolle,
- aktive Finger- und Fußübungen,
- zum Aufbau der Fortbewegung und Entwicklung von Lateralität und Dominanz,
- zur Auge-Hand- und Auge-Fuß-Koordination,
- zur Kombination von Bewegungsmustern, konstruktiven Aufgabenlösung,
- Kooperationsspiele.

Folgt man der in der **deutschen Psychomotorik** vorgenommenen Einteilung in Körper-, Material- und Sozialerfahrung, so überschneiden sich die Angebote zur **Körpererfahrung** mit den oben im Bereich der sensorischen Integration dargestellten. Vor allem in den älteren Veröffentlichungen, z. B. von Kiphard, stehen aber Übungen im Vordergrund, während der Schwerpunkt bei der sensorischen Integration auf der Erfahrung liegt. Kiphard bietet ähnlich wie Frostig eine Vielzahl von Übungen an, die auf bestimmte perzeptive (Kiphard 1980, 82ff) und motorische (106ff) Problemstellungen zielen. Heute steht der Übungscharakter in der Psychomotorik eher im Hintergrund, das reichhaltige Ideenangebot für gezielte Aktivitäten aus früheren Jahren kann zu vielfältigen Angeboten genutzt werden. Wichtig bleibt allein dabei, daß das Kind nur dann gewinnbringende Erfahrungen machen kann, wenn seine Aktivitäten selbstgewählt sind.

Im Bereich der **Materialerfahrung** liegt der Schwerpunkt nicht mehr allein auf dem Erleben des eigenen Körpers, sondern auf der Wahrnehmung der Umwelt und Auseinandersetzung mit ihr und all ihren Facetten, ihren unterschiedlichen Materialien mit all ihren verschiedenen Qualitäten. Neben den Geräten, die intensive Körpererfahrungen ermöglichen (Rollbrett, Schwungtuch, Seile etc.), werden nun auch andere, vor allem auch kleinere Spielmaterialien in die Arbeit einbezogen wie Bälle, Tücher, Luftballons, Bausteine, Puzzlesteine, Duplo- und Legosteine, oder Gebrauchsmaterialien wie Papier, Dosen, Schnur, Joghurtbecher, Bierdeckel usw. Sie können

- in ihren verschiedenen Qualitäten wahrgenommen werden (Form, Farbe, Konsistenz, Oberfläche, Größe, Gewicht ...),
- nach Eigenschaften geordnet werden,
- auf Funktionen untersucht und erprobt werden.

Im Umgang mit den Materialien bauen sich Handlungen auf, werden Problemlösungen entwickelt, das Kind macht materiale Erfahrungen und lernt so seine Umwelt kennen.

Der dritte Bereich ist der der **Sozialerfahrung.** Das Kind soll nun seine Wahrnehmung auch auf die anderen richten. Dies sind einmal LehrerIn bzw. TherapeutIn, vor allem aber die anderen Kinder.

Sowohl LehrerInnen und TherapeutInnen wie auch andere Kinder können die Funktion eines Spielpartners einnehmen und als Gegenüber bei Körper-, Finger-, Rollen-, Tanz- und Sportspielen fungieren. Vor allem aber treten die Erwachsenen den Kindern als Vermittler der Umwelt gegenüber.

Von besonderer Bedeutung im Bereich der Sozialerfahrung sind der Umgang mit Körperkontakt, die Kooperation, Fairneß, der Umgang mit Leistung etc. Dies geschieht oft über Spiele. Wichtig ist die Spielorganisation vor allem mit Blick auf die Gruppenzusammenstellung. Bei Zimmer/Cicurs (1978, 112ff) finden sich auch viele Fang-, Lauf- und Staffelspiele. Bei vergleichsweise heterogenen Gruppen sowohl im motorischen als auch im kognitiven Bereich (Regelverständnis) ist die Auswahl und Modifikation von Spielen meist kein großes Problem. In heterogenen Gruppen (der Trend geht in der Schule für Körperbehinderte mit einem höheren Anteil sog. schwerstbehinderter Kinder zur Durchmischung, wodurch extrem heterogene Gruppen entstehen) stellt sich aufgrund der unterschiedlichen motorischen Möglichkeiten die Frage, ob eine innere Differenzierung sinnvoll ist oder ob alle eine gemeinsame Tätigkeit ausführen sollen. Die sehr unterschiedlichen motorischen Möglichkeiten erschweren gemeinsame Aktivitäten, davon sind in erster Linie Regelspiele, Tänze u. ä. betroffen. Die Notwendigkeit eigener Fortbewegung schließt einige Kinder von bestimmten Spielen aus. Von einem Erwachsenen oder einem Mitschüler geschoben zu werden, ist auch nicht in jedem Fall eine Lösung.

Beim Einsatz von Spielen sind daher eine angemessene Auswahl und Kreativität in der Umwandlung gefragt. In der allgemeinen Bewegungserziehung werden Sportarten und Sportspiele abgewandelt, um den Wettkampfcharakter zugunsten sozialer und spielerischer Aspekte zu verringern. Dies ist in der Schule für Körperbehinderte nicht nur wünschenswert, sondern absolut notwendig, da die Bewegungsmöglichkeiten und Förderbedürfnisse sehr unterschiedlich sind. Es kommt also zu Überschneidungen von Sportunterricht und psychomotorischer Förderung. (Beispiele für die Modifikation von Sportarten siehe Kap. 5.3.)

In der sozialen und emotionalen Entwicklungsförderung legt Kiphard (1980, 145ff) zudem Wert darauf, mit den Kindern ihre Möglichkeiten, ihre Gefühle auszudrücken und die Gefühle anderer wahrzunehmen, zu entwickeln. Dabei werden die verschiedenen Gefühle von Kälte, Einsamkeit, Ärger, Angst, aber auch Freude in Bewegung umgesetzt bis hin zu pantomimischem Spiel.

Manche Kinder mit Hirnschädigungen können auch ihre Mimik nicht kontrollieren, dabei kommt es immer wieder zu Mißverständnissen. Aber auch andere Kinder mit Körperbehinderungen sind in ihren Ausdrucksmöglichkeiten beschränkt, sie können oft nur bestimmte Körperhaltungen einnehmen, diese nicht immer willkürlich kontrollieren etc. Sich eindeutig auszudrücken, Möglichkeiten zu finden, seine Gefühle deutlich zu machen, ist hier ein wichtiges Ziel.

Der psychomotorische Ausdruck und die therapeutische Arbeit damit stehen bei der Psychomotorik Aucouturiers im Vordergrund. Die Möglichkeit einer Arbeit nach Aucouturier ist besonders abhängig vom organisatorischen Rahmen. Nach dem heutigen Stand ist eine therapeutische Arbeit in diesem Sinne nicht denkbar, es gibt kaum Therapeuten mit einer entsprechenden Ausbildung.* Den psychomotorischen Ausdruck und die emotionale Beteiligung an der Bewegung deswegen aber auszuklammern, bedeutet, ihn schlichtweg zu ignorieren. Wir haben gesehen, daß bei Kindern immer ein direkter Zusammenhang zwischen ihren Bewegungen und ihrer Emotionalität besteht. Psychomotorische Förderung, die die Kinder anspricht, die den Kindern Angebote macht, die ihrem Entwicklungsstand und ihren Bedürfnissen entsprechen, beteiligt immer auch die emotionale Seite der Bewegung.

Die **tonisch-emotionalen Spiele** sind bereits angesprochen worden. Diese Spiele beinhalten für die Kinder ein Erleben ihres Körpers, was ihnen auch in den Ansätzen der deutschen Psychomotorik und der Sensorischen Integration ermöglicht wird. Das Kind ist in jedem Fall **tonisch-emotional** beteiligt. Auch wenn aufgrund fehlenden theoretischen Wissens und fehlender Ausbildung eine Bearbeitung dieser emotionalen Beteiligung im Sinne

---

* Im Herbst 1997 soll erstmalig in Deutschland ein Ausbildungsgang in der Psychomotorik nach Aucouturier beginnen (Institut für Bewegungsbildung und Psychomotorik, Gröbenhüterstr. 9, D-82194 Gröbenzell).

Aucouturiers derzeit noch kaum geleistet werden kann, ist es doch besonders wichtig, sich mit diesem Aspekt auseinanderzusetzen. Dies kann zumindest dazu beitragen, die emotionale Beteiligung besser wahrzunehmen, zu verstehen und darauf einzugehen. Dies gilt auch für das, was Esser (1995b, 7) **tiefe Rückversicherung** nennt. Das Kind, dem der Therapeut intensives Erleben seines Körpers ermöglicht, der es neue Erfahrungen machen läßt, entwickelt Vertrauen und begibt sich in die Hände dieser Person. Die unbewußte Geschichte des Kindes (S. 12) wird reaktualisiert, das Kind bezieht seine Sicherheit bei dem Menschen, der ihm zu diesem Erleben verhilft.

Diese Sicherheit ist bei Kindern mit Körperbehinderungen eine sehr reale (Abb. 14). Denn oft führen die LehrerInnen/TherapeutInnen mit den Kindern Bewegungen aus, die diese selbst nicht kontrollieren können, aber trotzdem gerne erleben möchten.

Bei vielen Kindern mit Körperbehinderung kommt es zu Widersprüchen zwischen Wunsch und Wirklichkeit in bezug auf ihre motorischen Möglichkeiten. Viele Kinder phantasieren über das, was ihnen an Möglichkeiten bleibt und was sie sich wünschen, sie träumen sich in einen anderen, besser funktionierenden Körper hinein. Später identifizieren sie sich auch körperlich mit Stars aus dem Sport oder dem Showgeschäft. In den Erfahrungen der frühkindlichen Entwicklung wird die Grundlage dafür gelegt, ob dieser Prozeß nur schmerzhaft und frustrierend ist oder zu einer realistischen Einschätzung des eigenen Körpers und damit der Möglichkeit führt, sich mit ihm zu identifizieren. Jede therapeutische Intervention, die auf die Motorik zielt, wirkt sich also auch auf Emotion aus.

Ein besonderer Aspekt in der Bewegungserziehung von Kindern mit Körperbehinderungen ist die Auseinandersetzung mit dem Rollstuhl. Manche Kinder sind dauerhaft auf den Rollstuhl angewiesen, können sich ohne ihn nicht fortbewegen und benötigen ihn, um überhaupt eine gesicherte Körperposition einnehmen zu können. Andere Kinder benötigen den Rollstuhl nur zeitweise, wenn sie z. B. größere Strecken zurücklegen oder eine Position am Tisch einnehmen müssen. Manchen Kindern, die laufen können, dient er als Spiel- oder Sportgerät.

So vielfältig, wie die Funktionen sein können, sind auch die Fähigkeiten in der Benutzung des Rollstuhls. Nicht zuletzt für die Bewältigung des täglichen Lebens (auch später als Erwachsener) ist eine möglichst gute Beherrschung des Rollstuhls notwendig. Auf verschiedenen Stufen kann das Rollifahren geübt werden. Ist es für ein Kind ein großes Ziel, seinen Rollstuhl überhaupt von der Stelle zu bewegen oder auf ein Ziel zuzusteuern, sind andere Kinder virtuos in der Handhabung ihres Rollstuhls. Die Bewältigung von Kanten und Bordsteinen, das Kippen, Fahren auf zwei Rädern, aber

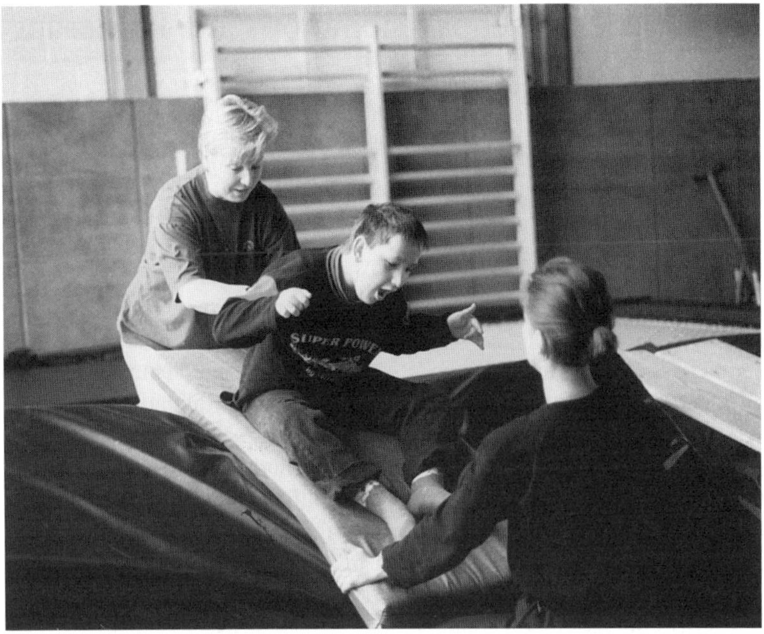

Abb. 14: Sicherheit geben, damit eine Erfahrung angstfrei gemacht werden kann.

auch das Ein- und Aussteigen sind nicht nur Fähigkeiten, die Spaß bringen und die eigenen Möglichkeiten aktuell erweitern, sie dienen der späteren Lebensbewältigung und sind daher unbedingter Bestandteil motorischer Förderung.

Das Training dieser Fähigkeiten kann innerhalb der Therapie und in den entsprechenden Lebenssituationen selbst geübt werden, es kann und sollte aber auch Bestandteil psychomotorischer Förderung sein. Ein Rollstuhlführerschein, bei dem verschiedene Fähigkeiten geübt und individuell die Möglichkeiten des einzelnen Kindes (möglicherweise auch im Vergleich nach bestimmten Zeitabständen) festgehalten werden können, bietet einerseits Anreiz, aber auch Kontrolle und damit die Möglichkeit zur Selbsteinschätzung.

5. Aufgabenfelder psychomotorischer Förderung

> Lehrer sind dafür ausgebildet, ein Kind vom Verstand her anzusprechen ohne Rücksicht darauf, ob das Kind die nervlichen Voraussetzungen für die entsprechende Verstandesleistung besitzt.
>
> *Jean Ayres*

Die Existenz von Sonderschulen gilt in unserer heutigen Gesellschaft als eine Selbstverständlichkeit. In den verschiedenen Sonderschulformen finden sich einerseits Kinder, denen zuvor der Besuch einer Schule überhaupt nicht möglich war, andererseits aber Kinder, die aus dem allgemeinen Schulsystem herausfallen. Die Sonderschule ist somit eine Entlastung der Regelschule, ja ihre Existenz macht erst die Aufrechterhaltung des allgemeinen Schulsystems möglich. Sie wirkt systemstabilisierend, denn bedarf nur der Behinderte der besonderen Förderung, hat im Bereich der Normalität jeder die gleiche Chancen, wenn er sich nur anstrengt.

Dies gilt nicht allein für die aus der Hilfsschule hervorgegangene Lernbehindertenschule, sondern auch für die Schule für Körperbehinderte. Ein an Leistung orientierter Unterricht in allgemeinen Schulen ist schwerer aufrechtzuerhalten, wenn SchülerInnen offensichtlich die Anforderungen nicht erfüllen können und besondere Aufgaben und Hilfen bekommen.

Neben dieser gesellschaftlichen Funktion hat die Schule für Körperbehinderte aber auch Aufgaben gegenüber dem einzelnen Schüler, der diese Einrichtung besucht. Allgemeines Ziel ist die Förderung und Therapie des körperbehinderten Kindes, Kunert nannte als ein Ziel die maximale Annäherung, „behinderte Kinder so zu erziehen, daß sie [...] in ihrer Persönlichkeit und in ihrer Leistungsfähigkeit von der Gesellschaft angenommen werden können“ (1979, 45). Haupt (1983, 143) setzte die Schwerpunkte in Ich-Kompetenz, sozialer Kompetenz, kultureller Kompetenz und Sachkompetenz. All diese Schwerpunkte sind an einer möglichst hohen Angleichung an das allgemeine Grundschulniveau orientiert.

In den letzten 10 Jahren hat sich die Schülerschaft der Schule für Körperbehinderte wesentlich verändert. Kinder mit Körperbehinderungen, denen dies irgendwie möglich ist, besuchen allgemeine Schulen; die SchülerInnen an den Schulen für Körperbehinderte bringen meist komplexere Schädigungen und Krankheitsbilder mit, und der Anteil an Kindern mit schwersten Behinderungen ist deutlich gestiegen. Dieser ist sicherlich an den einzelnen Schulen unterschiedlich hoch, an manchen, wie der Schule für Körperbehinderte in Bielefeld, beträgt er über 50%, und prägt so den

Schulalltag entscheidend mit. Durch diese Veränderung der Schülerschaft verschieben sich die Schwerpunkte der Arbeit. Sie liegen heute mehr in der

- Identitätsförderung,
- Kompensation/Therapie der Behinderung,
- körperlichen/motorischen Förderung,
- Umweltaneignung und
- Gestaltung des alltäglichen Lebens,

denn Schule ist hier immer mehr zu dem Lebensraum der Kinder geworden, in dem sie einen großen Teil ihrer Zeit verbringen; die schulische Qualifikation für eine berufliche Laufbahn spielt nicht mehr eine so große Rolle.

Es ist deutlich geworden, daß Kinder mit Bewegungs- und Wahrnehmungsstörungen eine körperorientierte Förderung benötigen, der Körper also in allen Förderbereichen vorderster Bezugspunkt sein muß.

Identitätsförderung

Grundlage der Ich-Identität, also der Frage, **wer** ich bin, ist die Entwicklung der Körper-Identität, also das Gefühl, **daß** ich bin (vgl. Kap. 2.2.). Dieses entsteht im Erleben des Körpers mit all seinen Fähigkeiten und Grenzen. Dabei geht es um die Identifikation mit dem eigenen Körper, aber auch um die Auseinandersetzung mit den Reaktionen der Umwelt. Störungen der Körper-Identität können u. a. daher rühren, daß die eigene Wahrnehmung des Körpers und die von außen nicht übereinstimmen, so kann es immer wieder zu Konflikten kommen.

Eine Bewegungsstörung und auch die Feststellung des **körperlichen Andersseins** bringen nicht zwangsläufig eine Störung der Körper-Identität mit sich, sie stellen für diesen Prozeß aber sicherlich eine Belastung dar. Sich mit einem Körper zu identifizieren, der dem Willen nicht gehorcht, der immer mehr abbaut oder dessen Körperteile als leblos empfunden werden, ist eine besondere Herausforderung. Das Zusammensein mit anderen Kindern, die sich ebenfalls mit einem gestörten Körper auseinanderzusetzen haben, kann diesem Prozeß förderlich sein, da das Kind sich nicht allein als anders erlebt.

Um sich mit dem Körper zu identifizieren und sich in ihm wohl zu fühlen, bedarf es erst einmal positiver Erfahrungen mit dem Körper. Psychomotorische Förderung kann und muß hierzu einen Beitrag leisten. Sie kann damit die Grundlagen für eine spätere kognitive Auseinandersetzung mit dem behinderten Körper legen und diesen Prozeß unterstützen, aber auch begleiten, denn auch Jugendliche und Erwachsene werden ihren Körper positiver erleben, wenn sie ihre motorischen Möglichkeiten nutzen.

Kompensierung der Behinderung

Kompensierung der Behinderung waren in Zeiten der Orientierung der Schule für Körperbehinderte am Grundschulniveau vor allem die kognitive Förderung, um so durch besondere Leistungen das Handikap auszugleichen, und die Versorgung durch Hilfsmittel, um die fehlenden Funktionen des Körpers weitestgehend zu ersetzen.

Kompensation heißt auch die Förderung anderer Fähigkeiten wie z. B. Musikalität, Kreativität etc. Mit der Entwicklung spezieller Computerprogramme begann auch die Kompensation der fehlenden Kommunikationsmöglichkeiten nichtsprechender Kinder. All dies findet im Schutzraum der Sonderschule statt, die dafür die räumlichen, personellen, materiellen und zeitlichen Bedingungen schafft.

Sie bietet aber auch den Raum, die verzögerte motorische Entwicklung im Rahmen des Möglichen nachzuholen, und den nötigen Bewegungsspielraum zum Erleben und zur Auseinandersetzung mit dem eigenen Körper. Vor allem die Hilfsmittelversorgung darf dabei nicht nur das medizinisch und motorisch Mögliche und Notwendige berücksichtigen, sondern muß die gesamte Entwicklung des Kindes im Auge haben. Ein Kind, das mühsam versucht, seinen Bewegungsspielraum zu erweitern und die Umwelt Stück für Stück zu erobern, darf daran nicht durch ein Hilfsmittel, das die Bewegungsfreiheit einengt, gehindert werden. Ihre Auswirkungen auf die gesamte Entwicklung sind immer wieder zu hinterfragen.

Umweltaneignung

In der Umweltaneignung finden sich die Bereiche der kulturellen und der Sachkompetenz wieder. Sie beinhalten die Vermittlung von Wissen im Bereich der Kulturtechniken, des lebenspraktischen Alltagswissens und das Kennenlernen der „Außenwelt“ mit all seinen Sachzusammenhängen.

Für Kinder, die noch sehr stark mit der Wahrnehmung über die Körpersinne beschäftigt sind, besteht die Umwelt hauptsächlich aus ihrer nächsten körperlichen Umgebung. Die Erfahrung des nahen Raumes mit seinen Gegebenheiten steht also im Vordergrund. Er will körperlich erfahren werden und alles andere Wissen kann nur wirklich aufgenommen werden, wenn es an nahsinnliche Erfahrungen gekoppelt ist.

Körperliche/motorische Förderung

Neben dem Sportunterricht, der in der Schule für Köperbehinderte wie in allen Schulen zur körperlichen Förderung auf der Stundentafel steht, gibt es hier den großen Bereich der therapeutischen Versorgung durch Krankengymnastik und Ergotherapie. Alle drei Bereiche sind aus ihrer Geschichte heraus auf die funktionelle Förderung bestimmter Bereiche ausgerichtet gewesen. In allen drei Bereichen hat inzwischen auch die psychomotorische Förderung ihren Platz gefunden. Daneben ist es aber immer wichtiger geworden, auch außerhalb dieser Bereiche Bewegungsfreiräume zu schaffen, um die Kinder zur Bewegung anzuregen. Große Spielgeräte im Außengelände, Schaukeln auf den Fluren, das reichhaltige Angebot von Fortbewegungsmitteln aller Art gehören dazu. Schließlich bietet auch das Schwimmen Möglichkeiten der motorischen Förderung, die sich nicht allein auf das Erlernen von Schwimmtechniken beziehen.

Gestaltung des alltäglichen Lebens
Die Schule ist immer mehr von der Vorbereitung auf das „spätere“ Leben zum aktuellen Lebensraum geworden. Wie die räumliche ist auch die zeitliche Orientierung der Schüler enger begrenzt. Die Kinder verbringen durch den Ganztagsbetrieb einen großen Teil ihrer Zeit in der Schule. Die langen Fahrten und der geringe Kontakt zu Kindern aus der Umgebung tragen oft dazu bei, daß für viele SchülerInnen das Schulleben von enormer Bedeutung ist und sie auch ihre Freizeit als Teil der Schulzeit erleben wollen. Viele Eltern können ihren Kindern darüber hinaus zu Hause nicht die Möglichkeiten bieten, die die Kinder für ihre Bewegungsentwicklung benötigen. Dem hat die Schule Rechnung zu tragen, die Bedürfnisse der Kinder nach Bewegung müssen erfüllt werden, die Kinder müssen zur Entwicklung und Förderung dieser Bedürfnisse Anregungen erhalten.

Betrachten wir nun, in welchen Arbeitsbereichen der Schule für Körperbehinderte psychomotorische Förderung stattfindet: Es sind dies erst einmal die beiden Bereiche, die direkt mit Bewegung zu tun haben, also die **Therapie** mit Krankengymnastik und Beschäftigungstherapie und der Sportunterricht, in oder neben der Psychomotorik **zum Unterrichtsfach** wird. Aber auch in den anderen Unterrichtsfächern wie Sprache, Sachkunde und Musik, besonders schließlich in Mathematik werden psychomotorische Arbeitsweisen zur Vermittlung des Unterrichtsstoffes genutzt, Psychomotorik wird zur **Unterrichtsmethode.** Eine besonders zentrale Rolle spielt die **psychomotorische Förderung schwerstbehinderten Kinder.**

5.1. Psychomotorik in der Therapie

KrankengymnastInnen und ErgotherapeutInnen waren die ersten MitarbeiterInnen der Schulen für Körperbehinderte, die an Psychomotorikfortbildungen teilnahmen. Jean Ayres, auf die die sensorische Integrationsbehandlung zurückgeht, war selbst Ergotherapeutin. Die Therapie war also der Bereich, in dem zuerst über die Einbeziehung psychomotorischer

Inhalte nachgedacht wurde und über den die Psychomotorik in die Schule für Körperbehinderte gelangt ist. Der Ansatz der sensorischen Integration steht der Therapie dabei aufgrund seiner neurophysiologischen Grundlagen am nächsten.

In der **Krankengymnastik** stehen die therapeutischen Ansätze von *Vojta* und *Bobath* im Mittelpunkt.

Die Therapie nach *Vojta* geht davon aus, daß globale Bewegungsmuster reflexogen abrufbar und von außen zu provozieren sind (1981, 47). Durch die wiederholte Bahnung (zeitliche Summation) von Mustern sowie durch die Kombination der Reize von verschiedenen Stellen aus (räumliche Summation) sollen sich diese Muster im Gehirn festigen (S. 49f). Von bestimmten Punkten aus werden durch festgelegte Übungen schon bei Säuglingen das „Reflexkriechen" und das „Reflexumdrehen" ausgelöst . Für die Säuglinge bedeutet dies eine enorme Einschränkung ihrer Bewegungsfreiheit, auf die sie meist mit heftigem Schreien reagieren. Daher sollten die TherapeutInnen in jedem Fall Pausen zwischen den Übungsteilen einlegen, um festzustellen, ob das Kind sein Gleichgewicht wiederfindet und sich wieder beruhigt (Sarimski 1993, 544).

Auch wenn es schwer kontrollierbar ist, die **motorischen** Erfolge der Behandlung nach Vojta sind unbestritten, das Kind bleibt aber auf diese motorisch-funktionale Ebene reduziert. Eine reduktionistische Sichtweise kann ihren Nutzen haben, man darf sie aber nicht für die vollständige Erklärung halten.

Entscheidend ist, ob das Kind in der Lage ist und durch begleitende therapeutische Maßnahmen in die Lage versetzt wird, diese Erfolge in seine Bewegungen, Handlungen und damit in sein Verhalten zu integrieren. Werden Eltern zu Co-Therapeuten, wird das Kindsein zur Therapie (Aly 1981, 32) mit unabsehbaren Folgen für die psychische Entwicklung. Was nützen einem Kind die motorischen Möglichkeiten, wenn es sich weigert, so zu funktionieren, wie man es von ihm verlangt, und z. B. vollkommen passiv wird?

Offener ist der Ansatz von *Bobath.* Zwar geht es auch hier um die Hemmung pathologischer und die Bahnung „normaler" Bewegungsmuster, Ziel ist es aber, dem Kind die Möglichkeit zu geben, sich aktiv zu bewegen, ihm Hilfen zur Selbstregulierung, Handlungsfähigkeit und Selbständigkeit im Alltag zu geben. „Die Fazilitationstechnik erlaubt im Verlauf der Behandlung, ohne daß der Therapeut zu stark eingreift" (Flehmig 1981, 65). Das Behandlungskonzept nach Bobath ist offen für jeden therapeutischen Ansatz, der beim Erreichen der Therapieziele hilft und funktionellen Wert hat (Lesigang 1983, 272). Mit dem Ziel, die Handlungskompetenz des

Kindes zu erweitern, steht das Konzept dem der sensorischen Integrationsbehandlung oder psychomotorischen Förderung sehr nahe.

Vor allem bei der auf lange Zeit angelegten Therapie, deren Erfolgskurve bald abnimmt, ist die Vermittlung zwischen funktionaler Bewegung und spontaner Bewegungsfreude notwendig. Im Extremfall könnte eine Kontrolle der pathologischen Bewegungen des Kindes dazu führen, daß es sich gar nicht mehr bewegen kann. Dies kann und darf nicht Ziel der Therapie sein. Bei komplexeren Krankheitsbildern, vor allem wenn die Kinder älter werden, müssen also pathologische Muster z. T. in Kauf genommen werden, um den Bewegungsspielraum und die Bewegungsfreude nicht einzuschränken. Schließlich läßt es sich nicht vermeiden, daß sich manche pathologischen Muster verfestigen und zu sekundären Schäden wie Kontrakturen und Veränderungen der Wirbelsäule und Hüfte führen. Langzeittherapie ist also oft eine Gratwanderung zwischen Eigenaktivität, Bewegungsfreude, die schließlich auch zu Selbstregulation führt, und pathologischen Mustern, die zu vermeiden sind.

Die Therapie darf nicht allein im physiologischen Sinne funktional sein, sie muß es vor allem für das Kind sein, es muß zu jeder Zeit erkennbar sein, wofür eine Bewegung notwendig ist (Aly 1981, 34). Das Kind ist also an der Gestaltung der Therapie unbedingt zu beteiligen, die Therapie darf nicht gegen das Kind, sondern muß mit dem Kind, wie dies im Ansatz der Psychomotorik auch der Fall ist, arbeiten. In den letzten Jahren hat sich die therapeutische Praxis in diese Richtung gewandelt.

Inhalte aus der psychomotorischen Praxis, aber auch anderer Konzepte (wie z. B. des M.O.V.E.-Programms, siehe Kap. 5.4.) erweitern die Möglichkeiten der Physiotherapie. Dies verlangt von KrankengymnastInnen teilweises Umdenken und Abstandnehmen von gewohnten und erlernten Ansprüchen an die Therapie. So wird z. B. beim M.O.V.E.-Programm nicht mehr davon ausgegangen, daß motorische Fertigkeiten in der Reihenfolge, auf der die normale Entwicklung basiert, vermittelt werden müssen (Bidabe 1993, 12). Kinder werden auf die Füße gestellt, die dies von ihrer motorischen Entwicklung her nicht können, und doch kann es auch funktional hilfreich sein. Das Kind erhält durch seine aufrechte Position andere und neue Informationen, Wahrnehmungen und Bewegungsmöglichkeiten, die sich positiv auswirken. Durch die Einbeziehung psychomotorischer Inhalte kann die Therapie für Kind und TherapeutIn weniger quälend sein und mehr und vor allem länger Spaß machen.

Hinderlich sind leider immer wieder Einschränkungen organisatorischer Art. Der Abrechnungsmodus der Krankengymnastik macht so manchen Ansatz ganzheitlicher Förderung zunichte. Die Arbeit mit Psychomotorik-Kleingruppen z. B. ist in dieser Beziehung nicht unproblematisch, auch auf dieser Ebene muß es aber möglich sein, psychomotorische Förderung in den Ansatz der Krankengymnastik zu integrieren.

Ebenso können TherapeutInnen durch ihr Wissen um die funktionale Ebene, ihre Kenntnisse in der Vermeidung pathologischer und Anbahnung „normaler“ Bewegungsmuster, durch ihr Handling die psychomotorische Förderung in Zusammenarbeit mit LehrerInnen entscheidend bereichern.

In dieser Beziehung ist der Spielraum in der **Beschäftigungstherapie** wesentlich größer. Auch die Zielsetzung deckt sich weitgehend mit der psychomotorischen Förderung. „Ergotherapie [...] ist darauf ausgerichtet, beim körperbehinderten Kind Handlungskompetenzen [...] anzubahnen und zu entwickeln“ (Mosthaf 1983, 280). Die Erweiterung des Behandlungsplans durch sensorische Integration, die ja aus der Beschäftigungstherapie heraus entstanden ist, ist inzwischen selbstverständlich. Die Beschäftigungstherapie scheint auch am ehesten dazu geeignet, einen ganzheitlichen Ansatz, wie er auch der Psychomotorik zugrunde liegt, zu verfolgen. Als Nicht-Therapeut möchte ich es bei diesen Bemerkungen zur Krankengymnastik und Beschäftigungstherapie belassen.

An verschiedenen Stellen dieses Buches habe ich versucht, den Ansatz *Aucouturiers* einfließen zu lassen. Dieser scheint auch für Kinder mit Körperbehinderungen geeignet zu sein. Auch wenn bisher meist weder der personelle noch organisatorische Rahmen dafür gegeben ist, möchte ich doch die Möglichkeiten dieses Ansatzes kurz darstellen.

Wir haben gesehen, daß sich neben dem (eher funktionalen) Körperschema auch die Körper-Identität entwickelt, die eine Grundlage für die Ich-Identität ist. Das Kind lebt in und mit seinem Körper, es erfährt sich und die Welt über seinen Körper und wird durch seinen Körper in der Welt tätig. Die Erfahrungen und Erlebnisse bilden sich in seinem Körper ab. Dies gilt für Kinder mit Körperbehinderungen ebenso wie für alle anderen Kinder auch.

Für Kinder mit Körperbehinderungen unterliegt dieser Prozeß aber besonderen Bedingungen. Je nach Ausmaß der Schädigung kann die Behinderung mehr oder weniger bestimmend sein. Das Kind kann durch seine Behinderung unterschiedlichen Traumatisierungen ausgesetzt sein, ob durch medizinische Eingriffe, Schmerzen, Störungen der Beziehung zwischen Eltern und Kind u. v. m. Wir haben die Behinderung als einen Risikofaktor für die psychische Entwicklung des Kindes mit Körperbehinderung betrachtet, tatsächlich sind bei Jugendlichen mit Körperbehinderungen gehäuft Verhaltensproblematiken zu beobachten, die auf eine Störung der Körper- und Ich-Identität hindeuten.

Es liegt also nahe, einen Ansatz zu suchen, mit dem diese Problematik bearbeitet werden kann. Auch für Kinder mit Körperbehinderungen können Situationen geschaffen werden, in denen sie sich körperlich ausdrücken und ihren Körper angenehm, lustvoll und intensiv erleben können. In Aktivitäten des **sensomotorischen Bereichs** kann das Kind elementare körpersinnliche Erfahrungen machen, es kann mit seinem Körper experimentieren, seine Bedürfnisse und Grenzen erfahren. Kinder mit schwereren Körperbehinderungen brauchen auch hierzu mehr Hilfe als andere, und es verlangt noch ein wenig mehr Einfühlungsvermögen, ihnen zu den Erfahrungen zu verhelfen, die tatsächlich ihrem Bedürfnis entsprechen. Auch der Körperkontakt sollte sich allein an den Bedürfnissen des Kindes orientieren.

Dies setzt ein Arbeiten nach dem Prinzip des Dialogs voraus, will man nicht dem Kind allein die Dinge anbieten, von denen man selbst meint, daß sie wichtig seien. Dann ist das Kind in der Lage, **seine** Befindlichkeit in der Bewegung auszudrücken. „Die verschiedenen Körpererfahrungen im Raum verbinden sich mit Emotionen. Die Emotionen setzen das imaginäre Erleben des Kindes, das an das Unbewußte gebunden ist, frei“ (Esser 1995a, 49).

Sie können wiederum im **symbolischen Spiel** zum Ausdruck kommen. In Rollenspielen kann das Kind seine Ängste, Traumatisierungen und auf seinen Körper bezogene Phantasien bearbeiten, es hat die Möglichkeit zur Regression, kann also eine emotional wichtige Phase zurückholen und noch einmal erleben. Die emotionale Beteiligung des Kindes am Spiel zeigt die Bedeutung, die es für das Kind hat. Der Körper ist auch hier Ausdrucksmittel. Selbstverständlich ist die Arbeit mit Rollenspielen abhängig von der geistigen Entwicklung des Kindes, und auch bei nichtsprechenden Kindern wird es wesentlich länger dauern, bis sie zu entsprechenden Formen des Ausdrucks kommen. Trotzdem bietet dieser Ansatz auch auf der nichtverbalen Ebene Möglichkeiten des Dialogs (Hachmeister 1989, 30f).

Der **konstruktive Bereich** schließlich dient dazu, dem Kind die Gelegenheit zu geben, Distanz zu seinem tonisch-emotionalen Spiel zu finden, ehe es in die Realität zurückkehrt. Die Ergebnisse geben aber auch noch einmal Hinweise auf das Erleben des Kindes und können zur Grundlage einer Reflexion gemacht werden (Esser 1995b, 52). Selbstverständlich sind Kindern mit motorischen und sprachlichen Einschränkungen auch hier Grenzen gesetzt, ein Ausklang und eine Form der Reflexion, die den Ausdrucksmöglichkeiten des Kindes entspricht, sollte aber gefunden werden. Vielleicht wird man auch feststellen, daß die emotionale Beteiligung zu ganz unerwarteten Ausdrucksmöglichkeiten führt.

Hier ist ein Weg angedeutet, auf dem Kinder mit Körperbehinderungen in die Lage versetzt werden, ihre emotionale Befindlichkeit auszudrücken, sich mit individuellen, aber auch aus der Behinderung erwachsenen Problemen auseinanderzusetzen und so zu einer realistischeren und letztlich positiveren Beziehung zu ihrem Körper zu kommen.

5.2. Psychomotorik als Unterrichtsmethode

Zentrale Aufgabe der Schule für Körperhinderte war es in den Anfangsjahren, den SchülerInnen die Inhalte der allgemeinen Schule trotz ihres Handicaps zu vermitteln. Unterrichtsmethoden, die dies zum Ziel hatten, wurden entwickelt. Mit der Veränderung der Schülerschaft wurde diese Vermittlung von Lerninhalten problematisch, da die Kinder wegen ihrer immer komplexeren Störungen auch mit den entwickelten Methoden vor allem in den Kulturtechniken nicht mehr den Stand der allgemeinen Schulen erreichten. Gleichzeitig finden sich auch in den allgemeinen Grundschulen immer mehr Kinder mit motorischen Auffälligkeiten, auch hier muß über andere Unterrichtsmethoden, die Bewegung mit einbeziehen, nachgedacht werden. So wurde der Zusammenhang zwischen sensomotorischem Regelkreis und der kognitiven Entwicklung bzw. dem Erwerb von Kulturtechniken thematisiert.

Die Grundlagen für das Erlernen von Zahlen und Buchstaben sind vielschichtig, ein Großteil davon hat mit der sensomotorischen Entwicklung zu tun. Die Wahrnehmung der Umwelt basiert auf der Wahrnehmung des eigenen Körpers. Raumwahrnehmung, Auge-Hand-Koordination, also die Wahrnehmung über die Fernsinne sowie die Entwicklung der Seitigkeit (Lateralisation) sind Grundlagen für den Erwerb von Kulturtechniken, sie basieren selbst aber auf den Nahsinnen. Nicht zuletzt der Grad der Wachheit und allgemeinen Aktivierung über die formatio reticularis, also die Voraussetzung für Aufmerksamkeit und Konzentration, ist abhängig von der Entwicklung von Wahrnehmung und Bewegung.

Wir haben oben festgestellt, daß der sensomotorische Regelkreis bei einer Vielzahl von Kindern mit Körperbehinderungen in hohem Maße gestört ist. Was liegt also näher, als Bewegung und Wahrnehmung in den Unterricht in Kulturtechniken einzubeziehen. Dies gilt sowohl bezogen auf die gesamte Gestaltung des Unterrichts in Kulturtechniken als auch bezogen auf eine einzelne Unterrichtsstunde.

Zunächst einmal stellt sich die Frage, ob Kinder, die noch mit den Voraussetzungen für den Erwerb von Kulturtechniken beschäftigt sind, überhaupt schon damit konfrontiert werden sollten. Nun ist auch bei nichtbehinderten Kindern der Prozeß der Auge-Hand-Koordination, Raumwahrnehmung etc., also der Grundlagen, nicht abgeschlossen. Kinder mit einem Altersunterschied von bis zu einem dreiviertel Jahr, unterschiedlichen Entwicklungschancen und -bedingungen bringen auch hier unterschiedlichste - Voraussetzungen mit in die Grundschule. Für eine erfolgreiche Bewältigung der Grundschule sollte dieser Prozeß aber so weit fortgeschritten sein, daß die Kinder ihre Aufmerksamkeit auf das Unterrichtsgeschehen richten können. Kinder, die noch mehr mit sich und ihrem Körper beschäftigt sind, fallen schnell durch das Netz der Grundschule, in der hierfür wenig Spielraum ist. In der Regel beginnen Kinder selbst, auf Zahlen und Buchstaben aufmerksam zu werden und sich dafür zu interessieren. Der Zeitpunkt, zu dem dies beginnt, ist sehr unterschiedlich. Manche Kinder machen die ersten Anfänge schon mit fünf Jahren und können bereits lesen oder kennen alle Buchstaben, wenn sie in die Schule kommen. Andere Kinder, und Kinder mit Wahrnehmungsstörungen gehören häufig dazu, brauchen noch etwas mehr Zeit und sind beim Schuleintritt damit überfordert.

Dies gilt auch für die meisten Kinder, die die Schule für Körperbehinderte besuchen. Gleichwohl sind die Erwartungen der Kinder – nicht selten durch Eltern und Geschwister darauf vorbereitet – an die Schule sehr mit Rechnen, Lesen und Schreiben verbunden, dies gilt in der Regel noch mehr für die Eltern selbst.

Die Eingangsklasse in der Schule für Körperbehinderte verschafft uns dennoch einen gewissen Spielraum für den Beginn mit Kulturtechniken. Je nach Konzept der Eingangsklassen können die Kinder hiermit auch zu unterschiedlichen Zeitpunkten beginnen. Die Schaffung von Voraussetzungen, nicht zuletzt durch psychomotorische Förderung, kann aber zu Beginn der Schulzeit einen großen Raum einnehmen, es entsteht ein **psychomotorischer Anfangsunterricht** (Eggert 1994, 117).

Die vor den Umgang mit Zahlen geschalteten Inhalte des Mathematikunterrichtes wie Raumerfahrung, Relationen wie oben/unten, vor/hinter, nah/fern, klein/groß, innen/außen etc. aber auch andere Unterscheidungsmerkmale wie leicht/schwer, spitz/rund, gerade/krumm, glatt/rauh etc. können direkt am und mit dem eigenen Körper erfahren werden. Sie begründen die allgemeine Ordnungsfähigkeit mit und bilden die Voraussetzung mathematischer Fähigkeiten. Sie können in großen Teilen mit Inhalten der psychomotorischen Förderung erfahrbar gemacht werden.

Auch „Sprache wird über das handelnde Umgehen mit der Umwelt erlernt. ‚Begriff' kommt von ‚Be-greifen'" (Brand 1985, 147). Die Einrichtung psychomotorischer Förderung als Unterrichtsfach in der Grundstufe mit Inhalten, die grundlegend für den Erwerb von Kulturtechniken sind, ist daher nur konsequent (siehe Kap. 5.3.).

Wir können aber mit dem Unterricht in Kulturtechniken nicht warten, bis alle SchülerInnen über die oben angesprochenen Grundlagen verfügen. Bei einer Vielzahl der SchülerInnen wird dies nie in vollem Umfang zu erreichen sein, sie werden z. B. immer Schwierigkeiten mit der simultanen Erfassung von Mengen oder dem Erkennen einer Wortgestalt haben, da sie aufgrund visumotorischer Störungen, die sich auch durch psychomotorische Förderung nicht wegtherapieren lassen, diese nicht als Gesamtheit erkennen.

Der Erwerb der Kulturtechniken wird für viele Kinder immer erschwert sein durch ihre Wahrnehmungsstörungen und Bewegungseinschränkungen. Gerade deshalb genügt es nicht, diesen allein mit einer optimalen Anpassung des Arbeitsplatzes (Ausrichtung zur Tafel, Höhe, Beschaffenheit des Schreibpultes, technische Hilfsmittel) und mit entsprechend ausgewählten und gestalteten Arbeitsmaterialien zu begegnen. Die Bewegungseinschränkung darf nicht dazu führen, daß das Kind, das gerade Bewegung braucht, sich – auch im Unterricht – noch weniger bewegt. Damit wird die Körperbehinderung nur ignoriert. Auch wenn es zeitaufwendiger ist, sollten die Kinder trotzdem nicht nur an ihrem (wenn auch optimal eingerichteten) Arbeitsplatz arbeiten, sondern sich auch im Unterricht bewegen und so weit wie möglich ihre Wege selbst zurücklegen. Die räumliche Gestaltung der Klasse sollte darauf Rücksicht nehmen, daß ein Wechsel der Arbeits- und Sozialform ohne großen Aufwand möglich ist, vor allem in den jüngeren Klassen sollte es für die SchülerInnen auch die Möglichkeit geben, den Rollstuhl zu verlassen und auf dem Boden zu arbeiten.

Es gibt immer wieder Kinder, für die es kaum möglich ist, eine Position ohne Hilfsmittel auf dem Boden einzunehmen, oder die in ihrer visuellen und auditiven Wahrnehmung beeinträchtigt sind, wenn ihnen die sichere Position im Rollstuhl fehlt, die auf dem Boden nur damit beschäftigt sind, ihren Körper in einer halbwegs sicheren Lage zu halten und ihr Gleichgewicht zu stabilisieren. Diese Kinder können ihre Aufmerksamkeit dann nicht auf einen Unterrichtsgegenstand richten. Für sie sollten stabile, besser noch mobile Lagerungen gefunden werden, aus denen heraus die Kinder arbeiten können. Ein Lagerungskeil auf einem Rollbrett, ein Sitzsack oder auch ein kleiner Hocker, von dem aus das Kind den Boden berühren oder auf den Boden gleiten kann, sind schon einfache Hilfen.

Unterricht ist aber nicht schon dann Unterricht mit Bewegung, wenn die Kinder den Rollstuhl verlasssen haben, obwohl dies eine erste Voraussetzung sein kann. Vielmehr sollte der Unterrichtsinhalt oder -gegenstand mit Bewegung gekoppelt sein, die Bewegung als Transportmittel für den Unterrichtsinhalt dienen.

So entsteht eine Form des handlungsorientierten Unterrichts, „handlungsorientiert" darf dann aber nicht nur „Umgang mit tatsächlichen Gegenständen“ heißen. Handlungen sollten den ganzen Körper mit einbeziehen. Eine Vielzahl von Inhalten des Sprachunterrichts lassen sich so umsetzen, vom „Leselehrgang mit Hand und Fuß“ über die handelnde Darstellung von Tätigkeitswörtern bis zur spielerischen Umsetzung kleiner Geschichten. Dabei ist wiederum auf die individuellen Voraussetzungen des Kindes zu achten. Manches Kind verfügt über so wenig Raumorientierung oder wird durch Raumlageveränderungen so verunsichert, daß es ihm keine Hilfe ist, wenn es z. B. die Form eines Buchstabens mit dem Rollstuhl abfährt oder geschoben wird. Das Kind muß immer eine Beziehung zwischen der Tätigkeit und dem Unterichtsgegenstand herstellen können.

Eng an Bewegung gekoppelt werden kann auch der Umgang mit Mengen und einfachen Rechenoperationen. Mengen lassen sich auch großräumig darstellen und im handelnden Umgang mit Gegenständen, seien es Bälle, Schaumstoffwürfel, Bauklötze o. ä. erfahren. Aus einem Spiel können so mathematische Aufgaben entstehen: Für einen Rollstuhlparcours müssen gleich hohe Türme aus Schaumstoffwürfeln gebaut werden, für eine Treppe muß immer ein Baustein mehr dazukommen ... Mathematische Aufgaben können aber auch mit Gegenständen dargestellt und so konkret erfahren werden: Minusaufgaben können mit Bällen anstelle von Muggelsteinen durchgeführt werden, Verdopplung läßt sich durch den Bau gleich hoher oder gleich langer Gebilde darstellen, Mengenrelationen wie größer/kleiner werden durch großräumige Darstellung etwa mit Matten, um die es herum zu laufen oder zu fahren gilt, deutlich. Der Phantasie sind im Bereich der Mathematik kaum Grenzen gesetzt. Wichtig ist es aber auch hier, sich nicht allein auf das Hantieren mit Gegenständen zu beschränken.

Anregungen für die Grundlagen mathematischer Fähigkeiten bietet der Band „Erstrechnen“, Teil 1, vom Staatsinstitut für Schulpädagogik und Bildungsforschung München, für die Erarbeitung von Zahlen und Operationen Teil 2 sowie der Band „1, 2, 3 mit allen Sinnen“ von Gabriele Wunderlich. Für den Bereich Sprache liegen der Band „ABC mit allen Sinnen“ vor und der „Leselehrgang mit Hand und Fuß“. Diese Unterrichtshilfen wie auch viele Bewegungsspiele zur Auflockerung des Unterrichts setzen immer wieder auch das Gehen und Laufen voraus. Es ist also wiederum notwendig, diese Vorschläge entsprechend den Fortbewegungsmöglichkeiten der Kinder mit Körperbehinderungen zu modifizieren.

Neben der Erfahrung des Unterrichtsgegenstandes trägt die Bewegung im Unterricht dazu bei, die allgemeine Aktivität, den Grad an Wachheit und Aufmerksamkeit zu erhöhen. Es sei hier noch einmal darauf verwiesen, daß die Wachheit über die formatio reticularis durch den Fluß von sensorischen Informationen und motorischer Aktivität maßgeblich gesteuert wird. Sie regelt einerseits das Grundaktivierungsniveau, bei vielen Kindern mit

Bewegungs- und Wahrnehmungsstörungen grundsätzlich beeinträchtigt, aber auch den aktuellen, situationsbezogenen Aktivitäts- und Aufmerksamkeitsgrad.

Darauf zielt auch die Einrichtung von **Bewegungsphasen** ab, die inhaltlich nicht unbedingt an den Unterichtsgegenstand gekoppelt sind. Diese können mit Bewegungsspielen oder -liedern an den Beginn des Schultages oder einer Unterrichtsstunde gestellt werden. Sie können aber auch als Pausen eingesetzt werden, um in Phasen der Ermüdung – entweder im voraus geplant oder spontan nach Notwendigkeit – die SchülerInnen wieder wacher und aufnahmebereiter zu machen.

Je nach Unterrichtskonzept kann auch die Einrichtung einer „täglichen Bewegungszeit" (Eggert 1994, 117) sinnvoll sein. Für Kinder mit Körperbehinderungen wird diese jedoch individueller gestaltet sein, sie kann das tägliche Fahrradfahren, Gehen im Gehgestell, Fahren mit dem Pumprad etc. beinhalten, im Grunde ist sie aber eine Selbstverständlichkeit, die schon aus dem therapeutischen Auftrag von Krankengymnastik und Beschäftigungstherapie erwächst.

Eine besondere Form von Übungen kommt aus der Kinesiologie oder Edu-Kinestetik. Die Übungen sollen dazu dienen, das Gehirn „anzuschalten" (Dennison 1993, 124). Dazu sollen die beiden Gehirnhälften aktiviert und ihre Zusammenarbeit angeregt werden. Dies kann geschehen durch Überkreuzen der Mittellinie, mit dem Nachfahren und Verfolgen mit den Augen von liegenden Achten sowie Überkreuzbewegungen des ganzen Körpers (Hüpfen, abwechselndes Auflegen des rechten und linken Ellenbogens auf dem jeweils gegenüberliegenden Knie u. ä.). Anleitungen zur Kinesiologie oder Edu-Kinestetik finden sich auch in Dennison (1990) und Lesch, Förder (1994). Umfassende Erfahrungen in der Anwendung von Edu-Kinestetik bei Kindern mit Körperbehinderungen stehen noch aus. Manche der Übungen fallen aber vor allem Kindern mit cerebralen Bewegungsstörungen schwer oder sind ihnen gar unmöglich.

5.3. Psychomotorik als Unterrichtsfach

Im allgemeinen Fächerkanon der Schulen und auch der Schule für Körperbehinderte existiert das Fach Psychomotorik erst einmal nicht. Die Gestaltung des Stundenplans ist aber an Sonderschulen offener als an allgemeinbildenden Schulen. So tauchen auf den tatsächlichen Stundenplänen immer mehr Stunden auf, die den Titel Psychomotorik tragen.

Im vorigen Kapitel wurde bereits darauf hingewiesen, daß sich eine psychomotorische Arbeitsweise für die Grundlagen der Kulturtechniken anbietet. Für diese sind Erfahrungen wichtig, die das sich normal entwickelnde Kind in der Vorschulzeit macht und auf denen es im Erlernen der Kulturtechniken aufbauen kann. Kinder mit Entwicklungsstörungen sollen in der psychomotorischen Förderung u. a. Gelegenheit haben, diese Grundlagen nachzuholen.

In der Schule für Körperbehinderte sind die Entwicklungsstörungen der Kinder oft so gravierend, daß eine begleitende psychomotorische Förderung das Problem der Grundlagen für den Erwerb der Kulturtechniken nicht lösen kann und die Vermittlung von Lesen und Schreiben direkt an psychomotorische Erfahrungen gekoppelt werden muß. Ein Teil des Anfangsunterrichts wird in der Schule für Körperbehinderte wie „reine" psychomotorische Förderung aussehen können, so daß also Psychomotorik zum Unterrichtsfach im Sinne eines **psychomotorischen Anfangsunterrichts** (Eggert 1994, 117) wird.

Zwischen psychomotorischer Förderung und Schulunterricht bestehen aber entscheidende Unterschiede, so daß es hier zu Schwierigkeiten in der Durchführung kommen kann. So herrschen in der Psychomotorik andere und vor allem weniger Regeln, als dies im Schulunterricht üblich ist. Die Kinder sind mehr als im Schulunterricht am Verlauf der Stunde beteiligt, psychomotorische Förderung basiert wesentlich mehr als Schulunterricht auf Individualisierung. „Eine psychomotorische Übungs-, Förder- oder vielleicht besser Spielstunde ist eine bunte, sich meist ständig ändernde und nur eingeschränkt planbare Veranstaltung" (Beudels et al. 1994, 17). Rollen- und Regelkonflikte sind in einem psychomotorisch ausgerichteten Unter-

Tabelle 1: Unterschiede zwischen Schulunterricht und psychomotorischer Förderung

Schulunterricht	**psychomotorische Förderung**
– vom Lehrer geplante Veranstaltung	– an aktuellen Bedürfnissen der Kinder ausgerichtet, Prinzip des Dialogs
– festgelegter Inhalt/Verlauf	– ohne vorhersehbaren Verlauf, offene Situation
– an Leistung orientiert	– Verzicht auf Leistungsbewertungen
– Übung von Defiziten	– Verzicht auf Übungen
– verpflichtende Teilnahme und Mitarbeit	– Entscheidungsfreiheit der Kinder

richt vorprogrammiert. Jeder, der den Versuch unternimmt, Psychomotorik in den Unterricht einzubeziehen, muß sich darüber im klaren sein.

Nur wenn sich der Unterricht an den Fähigkeiten und nicht den Unfähigkeiten der SchülerInnen orientiert, nicht mehr allein von Inhalt ausgeht, LehrerInnen nicht mehr allein die Rolle der Wissensvermittler spielen, wenn also eine **offene Unterrichts-** oder **Lernsituation** entsteht, kann auch psychomotorische Praxis in den Unterricht einfließen. Es geht nicht, daß generell klassischer Unterricht stattfindet und in einer Stunde „Psychomotorik" in der Woche die ganze Schulwelt auf den Kopf gestellt wird.

In der Schule für Körperbehinderte nehmen die Lehrkräfte (von Schule zu Schule in unterschiedlichem Maße) auch andere Rollen ein als die klassische Lehrerrolle, indem sie den Kindern beim Essen, bei Toilettengängen helfen, sich um Hilfsmittel oder andere persönliche Belange des Kindes kümmern. Es gibt zudem eine Reihe SchülerInnen, die mit den klassischen Schulinhalten nicht zu erreichen sind, Unterricht muß also **grundsätzlich** anders konzipiert werden. Dies sind Gründe, warum die Integration psychomotorischer Arbeitsweisen in den Unterricht hier reibungsloser gelingen kann als vielleicht an manch anderer Schule.

Aufgrund räumlicher und materieller Grenzen wird die Möglichkeit eines solchen Anfangsunterrichts im Klassenraum begrenzt sein, zumal für Kinder mit Körperbehinderungen oft größere Geräteaufbauten nötig sein können und sie sich nicht so leicht auf engem Raum bewegen können. Als äußere Differenzierungsmaßnahme werden auch psychomotorische Kleingruppen mit spezieller Zielsetzung eingerichtet.

Man wird nun auf Bewegungsräume, also die Turnhalle oder Psychomotorikräume, ausweichen und das Fach Psychomotorik in den Stundenplan aufnehmen. In diesen Stunden kann nun großräumig an Inhalten des Klassenunterrichts gearbeitet werden. Es steht aber in diesen Stunden darüber hinaus die ganze Palette psychomotorischer Praxis zur Verfügung. Diese kann, modifiziert und den Möglichkeiten und Bedürfnissen von Kindern mit Körperbehinderungen angepaßt, zu einer ganzheitlichen Pädagogik beitragen (vgl. Kap. 4.2.). Struktur, Inhalt und Arbeitsweise werden nun vom Alter, Entwicklungstand und z. T. auch von den Krankheitsbildern der Kinder bestimmt.

Vor allem die deutsche Psychomotorik, z. T. aber auch die sensorische Integrationsbehandlung arbeitet mit einem umfangreichen **Diagnostikum.** In den meisten Veröffentlichungen nimmt dies einen breiten Raum ein. Auf Kinder mit Körperbehinderungen ist es nur bedingt anwendbar. In der Regel sind Kinder mit Körperbehinderungen motorisch nicht in der Lage, Motoriktests so mitzumachen, daß diese zu brauchbaren Ergebnissen führen. Im Sinne einer Förderdiagnostik sind einige Tests ohnehin fragwürdig.

Über die meisten Kinder mit Körperbehinderungen liegen Gutachten und ärztliche Diagnosen vor. Diese können als Grundlage für ein Förderangebot dienen. Das Krankheitsbild muß selbstverständlich bekannt sein, und man sollte sich ein Bild über die motorischen Möglichkeiten des Kindes machen. Wichtig sind auch Kenntnisse über eventuelle Kontraindikationen und mögliche Hilfestellungen bzw. das Handling beim einzelnen Kind. Beginnt man mit einer relativ offenen Situation, wenn man ein Kind kennenlernt, lassen sich individuelle Bedürfnisse, Möglichkeiten und Grenzen leicht feststellen, ohne daß dazu ein Diagnostikum zu Rate gezogen werden muß. Dies sollte nur dann zum Einsatz kommen, wenn nach einer gewissen Zeit noch besondere Unklarheiten bestehen.

In bezug auf die Körperwahrnehmung können wir auch bei Kindern mit Körperbehinderungen sensorische Integrationsstörungen beobachten. Vor allem bei Kindern mit Hirnschädigungen sind sie zum Teil an die Krankheitsbilder gekoppelt (vgl. Kap. 3.1.), sie können aber auch unabhängig davon auftreten. Eine ständige Beobachtung, wie Kinder mit Reizen der Körperwahrnehmung umgehen, ob sie diese suchen, sofern sie das können, oder ob sie sie vermeiden, welche Reize sie bevorzugen etc. gehört zum Konzept einer nach dem **dialogischen Prinzip** arbeitenden Psychomotorik. Dies gilt insbesondere für nichtsprechende Kinder. Insofern ist **Förderdiagnostik** ständiger Bestandteil psychomotorischer Förderung.

Es entstehen in der psychomotorischen Förderung Spielsituationen auf verschiedenen Ebenen, sofern man bereits Körpererfahrung als Spiel bezeichnen will. Wir unterscheiden: Körpererfahrungsspiele, Funktionsspiele, Rollenspiele, kleine Spiele und Sportspiele, wobei die Grenzen fließend sind.

Körpererfahrungsspiele

Bei kleinen und vor allem bei schwerstbehinderten Kindern, die auch geistig behindert sind, geht es zunächst einmal darum, im Sinne der sensorischen Integrationsbehandlung Bewegungsräume zu finden, in denen die Kinder die Möglichkeit zur Selbstregulation haben. Hier werden die motorischen Möglichkeiten des Kindes, aber auch seine Vorlieben bei Bewegung und Wahrnehmung deutlich. Die Kinder sind, vor allem wenn diese Erfahrungen neu für sie sind, intensiv mit sich und ihrem Körperleben beschäftigt, sie möchten ihren Körper spüren und seine Möglichkeiten erfahren. Im Mittelpunkt steht die gemeinsame Suche von Kind und Lehrer/Therapeut nach Bewegungsräumen und Möglichkeiten. Den Kindern werden Angebote in Form von Geräteaufbauten gemacht, die den Kindern die grundlegenden Erfahrungen über die Nahsinne ermöglichen (vgl. Kap. 4.2.).

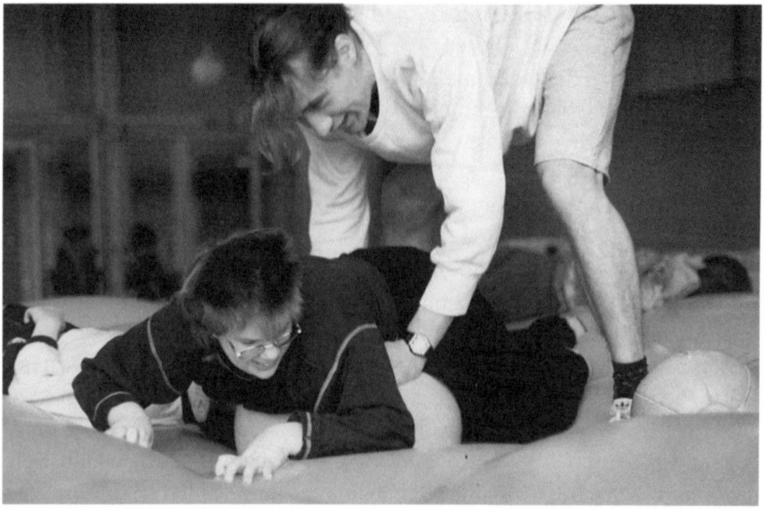

Abb. 15: Das Erleben des Körpers steht im Mittelpunkt.

Sie benötigen keinerlei zusätzlichen Anreiz oder Begleitung in Form von Geschichten oder Spielideen, denn die Erfahrung des eigenen Körpers steht für das Kind im Mittelpunkt und ist selbst Anreiz genug (Abb. 15). Auch wenn im Laufe der Zeit andere Spielformen diese Körpererfahrungen überlagern, suchen auch ältere Kinder immer wieder diese Erfahrungsräume auf, um ihren Körper zu erleben, indem sie auch mit 14 Jahren immer wieder einmal auf die Schaukel gehen, sich ein Rollbrett nehmen oder einen Hügel hinunterrollen, sofern sich ihnen die Möglichkeit dazu bietet.

Anders als nichtbehinderte Kinder und Jugendliche können sich Kinder und Jugendliche mit Körperbehinderungen auch jetzt nicht oder schwerer diese Erlebnisse verschaffen. Vor allem wenn sie im Rollstuhl sitzen und sich nicht selbstständig in oder außerhalb des Rollstuhls bewegen können, sind sie auf die Hilfe von Erwachsenen angewiesen. Älteren Kinder sollten daher auch immer wieder solche Angebote gemacht werden.

Funktionsspiele

Erst nach und nach geht die Auseinandersetzung mit der Umwelt dazu über, die Dinge zu betrachten und auf ihre Funktionen zu untersuchen. Jetzt geht es mehr darum, was man mit seinem Körper, mit bestimmten Dingen tun kann, wie man sie in Bewegung setzt und wozu man sie benutzen kann. Das Angebot muß sich daran orientieren, es müssen mehr und andere Materialien eingesetzt werden, die ebendiese Funktionsebene erfüllen (Abb. 16).

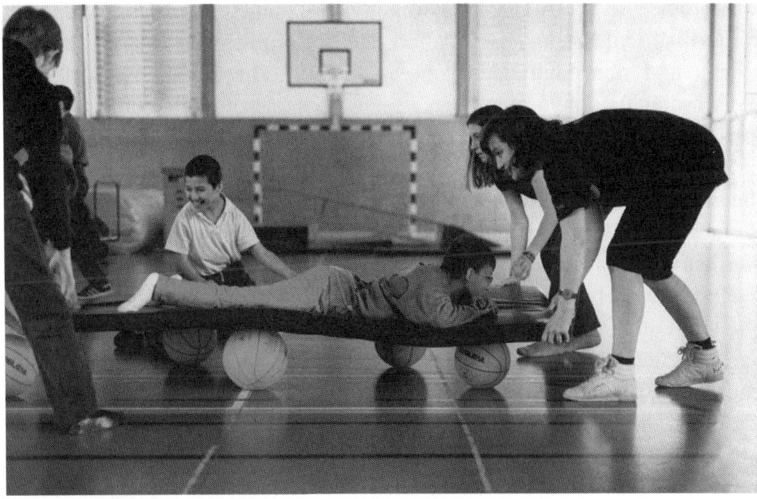

Abb. 16: Anforderungen auf verschiedenen Ebenen: Bewegen, Bewegt-Werden, Problemlösung

Rollbretter dienen nicht mehr alleine zur Fortbewegung und zum Erleben von Geschwindigkeit und Beschleunigung, sie werden zum Transportgerät oder zur Basis für Fahrzeuge aller Art, die z. B. von einem E-Rollstuhl gezogen werden. **Matten, Bänke, Kästen** werden zu Hindernissen, die es zu überwinden gilt. **Schwungtücher** werden zu Decken, zu Dächern von Höhlen. **Bälle** werden eine selbstgebaute Bahn hinuntergerollt und werfen am Ende Keulen oder Kegel um u. v. m.

Nicht selten stoßen dabei Kinder mit schwereren Körperbehinderungen schnell an ihre Grenzen. Die Gefahr ist groß, daß sie lediglich als Ideengeber fungieren und dann passiv das Geschehen verfolgen. Besonders wichtig ist es also, den Kindern Wege zu eröffnen, durch die sie im Rahmen ihrer Möglichkeiten selbst tätig werden können. Es gehören eine Menge Geduld und Kreativität bei der Lösungsfindung dazu, damit die Kinder selbst etwas tun können, es aber auch zu einem gelungenen Ergebnis kommt. Vor allem aber müssen auch Erwachsene ihre Ansprüche anpassen und die Ergebnisse, die die Kinder erzielen, wenn sie etwas selbst tun, als genügend ansehen.

Rollenspiel

Vom Funktionspiel ist es nur kleiner Schritt zum Rollenspiel. Ein Wagen ist schnell zu einem Krankentransport geworden, eine Mattenburg zur Höhle, in der sich wilde Tiere aufhalten, eine Bank zur Brücke über einen reißenden Bach …

Es gibt eine Vielzahl von Bewegungsgeschichten, die das Rollenspiel fördern sollen. Wichtig ist es aber, daß die Kinder den Inhalt nachvollziehen und sich damit identifizieren können. Die Gefahr ist groß, daß die Geschichten mehr zur Befriedigung der Erwachsenenbedürfnisse und -ansprüche an den Unterricht herhalten müssen.

Besser ist es in jedem Fall, die Kinder erfinden von sich aus Rollen und die Erwachsenen spielen mit. So können sie gerade für stark eingeschränkte Kinder als Helfer fungieren, ohne zu sehr zum Macher und Bestimmer zu werden.

Rollenspiele bekommen, wenn sie der Bedürfnislage der Kinder entsprechen und nicht von Erwachsenen aufgesetzt sind, leicht eine stark emotionale Prägung. Das Kind hat jetzt die Möglichkeit, sich im Spiel stärker auszudrücken, es kann selbst Rollen einnehmen oder an die anderen Personen verteilen, die für es eine emotionale Bedeutung haben.

Wenn auch eine Arbeit im Sinne der Psychmotorik Aucouturiers schon aufgrund der Gruppengröße, vor allem aber aufgrund der fehlenden Ausbildung nicht geleistet werden kann, bietet das Rollenspiel dem Kind doch die Möglichkeit, sich emotional auszudrücken. Es tut dies, egal ob Lehrer- und TherapeutInnen dazu ausgebildet sind, es zu verstehen, oder nicht. Die Auseinandersetzung mit dem emotionalen Hintergrund von Bewegung kann in jedem Fall viel zum Verständnis des Kindes beitragen.

Die Kinder haben im Rollenspiel darüber hinaus die Gelegenheit, sich mit ihrer Behinderung auseinanderzusetzen. Sie können einerseits spielerisch Rollen einnehmen, die ihre Behinderung sonst unmöglich macht, aber auch ihre Behinderung im Spiel besser einschätzen und verarbeiten.

In Kapitel 3 haben wir festgestellt, wie wichtig auch und besonders für Kinder mit Körperbehinderungen die Entwicklung der Körper-Identität ist. Ziel ist es, ein realistisches und bei allen selbstverständlichen Frustrationen trotzdem positives Verhältnis zu sich und dem eigenen Körper zu entwickeln. Wo, wenn nicht im psychomotorischen Rollenspiel, soll dazu Gelegenheit sein?

Kleine Spiele

Für viele Kinder mit Körperbehinderungen ist Bewegung ausgesprochen mühselig, sie verlieren, auch wenn sie sich als kleine Kinder noch gern bewegt haben, schnell die Motivation. Kommt bei Spielen durch Gewinnen und Verlieren der Leistungsaspekt hinzu, ist die Frustrationsgrenze bald erreicht, das Kind hat keine Lust mehr und vermeidet es, sich zu bewegen. Spiele ohne Sieger, Spiele, bei denen im Vordergrund steht, daß die Bewegung Spaß machen soll, sind hier von besonderer Bedeutung. Sie können dazu beitragen, daß auch bei älteren Kindern die Bewegungsfreude erhalten bleibt.

Zur Entwicklung der Körper- und Ich-Identität gehört es aber auch, sich zu messen und seine eigenen Leistungen einschätzen zu können. Auch bei Kindern, die nicht von Eltern und LehrerInnen dazu gedrängt werden, taucht irgendwann die Frage auf: „Habe ich das gut gemacht?“ Sie suchen eine Einschätzung ihrer Leistungen um den Vergleich mit anderen. Allein aufgrund der unterschiedlichen Krankheitsbilder mit ihren verschiedenen Ausprägungen ist gerade das nicht leicht, es gehört aber zur psychomotorischen Förderung unbedingt dazu.

Wettspiele, Staffeln, Kämpfe müssen so gestaltet werden, daß eine gewisse Chancengleichheit gewahrt bleibt. Indem auch die Stärkeren sehen, daß sie auf andere Rücksicht nehmen müssen, sollen diese überhaupt eine Chance haben, können sie dies auch für sich beanspruchen. Oder umgekehrt, indem sie für sich den Anspruch auf Rücksichtnahme gegenüber Stärkeren stellen, sehen sie auch ein, daß sie selbst auf Schwächere Rücksicht nehmen müssen. Dies kann zu einer realistischeren und letztendlich auch positiveren Einschätzung der eigenen körperlichen Fähigkeiten führen.

Es nützt dem Kind wenig, wenn ihm immer wieder gesagt wird, daß es alles ganz toll macht, es dann aber im Vergleich mit den anderen Kindern feststellen muß, daß das nicht stimmt. Die Bedeutung dieses Prozesses für Kinder mit Körperbehinderungen kann kaum überschätzt werden. Daher ist ein behutsamer, aber auch offensiver Umgang mit diesem Thema unbedingt notwendig. Kleine Spiele, die nicht an Sportarten orientiert sind, lassen dazu den größten Spielraum.

Sportspiele

Sportunterricht in der Schule ist nach den bekannten Sportarten ausgerichtet. In einem gewissen Alter sind die meisten psychomotorischen Spiele einigen Kindern zu kindisch, sie verlangen nach „richtigem“ Sport, wollen Fußball, Volleyball, Basketball, Hockey usw. spielen. In gemischten Klassen, in denen auch Kinder mit geistigen Behinderungen sind, trifft das oft nur auf einen Teil der Klasse zu. Auch diese Kinder müssen, will man nicht einen zweigeteilten Sportunterricht durchführen oder die schwerer behinderten Kinder zu Zuschauern degradieren, an den Sportspielen teilnehmen können. Zudem können auch Kinder mit einer leichteren Körperbehinderung manche Sportarten, die eine große Körperbeherrschung verlangen, nur in modifizierter Form spielen. An den Beispielen Basketball und Fußball sei nun kurz der mögliche Weg einer Modifikation aufgezeigt:

Basketball ist als Rollstuhlbasketball in den Katalog der Behinderten- Sportarten aufgenommen worden, es ist **die** Sportart für Körperbehinderte. In der Form, in der es in Behindertensportvereinen und Wettkämpfen gespielt wird, ist es aber auch für den Großteil der Kinder mit Körperbehinderungen ebensowenig geeignet wie das „normale“ Basketballspiel. Der Korb hängt zu hoch, und das Regelwerk ist zu kompliziert. Andererseits ist es fast allen Kindern möglich, einen Ball in irgendeiner Form in einen Behälter zu befördern.

Nun ist es kaum durchführbar und auch nicht sinnvoll, bei allen Kindern gleiche Voraussetzungen zu schaffen, um ein homogenes Spiel zu ermöglichen. Es können allerdings auch Kinder, die sonst laufen können, bei diesem Spiel einen Rollstuhl benutzen. Dies kann das Bedürfnis dieser Kinder, auch einmal in einem Rollstuhl zu sitzen, kanalisieren und wertet den Rollstuhl als Sportgerät auf.

In Vorübungen können nun verschieden große Bälle in verschiedene Behälter geworfen oder auch nur fallen gelassen werden. Dies ermöglicht allen Kindern ein Erfolgserlebnis. Beim Angebot verschieden hoher Körbe kann jedes Kind seine Möglichkeiten einschätzen und selbst bestimmen, ob es den sicheren Erfolg oder die Herausforderung wählt. Unterfahrbare Körbe auf Sitzhöhe bieten auch Kindern, die den Ball nur vom Schoß schieben können, Gelegenheit zum Erfolg.

Die Regeln können auf ein Minimum begrenzt werden. Sinnvoll ist es, zur Förderung des Miteinander-Spielens eine Mindestzahl von Ballberührungen verschiedener Mitspieler bei einem Angriff festzulegen, ebenso wie die Dauer, die der Ball in der Hand oder auf dem Schoß eines Spielers verweilen darf. Diese beiden Regeln können von allen mitverfolgt und möglicherweise laut mitgezählt werden.

Schließlich läßt sich der Schwierigkeitsgrad in etwa angleichen durch ausgewogene Mannschaften und durch einen differenzierten Abstand zum Korb, den die Kinder einhalten sollen. Regeln und Schwierigkeitsgrad sind abhängig von der jeweiligen Gruppe und nach Möglichkeit im Gespräch mit den Kindern zu vereinbaren.

Fußball ist die beliebteste Sportart in unserem Land. Das Riesenballspiel der Kinder mit Muskeldystrophie, die für sich ein eigenes Spiel mit dazugehörigem Regelwerk entwickelten (vgl. Kap. 3.3.), macht deutlich, wie groß das Bedürfnis ist, eine dem Fußballspiel nachempfundene Sportart auszuüben, wie dies alle anderen Kinder auf dem Schulhof oder Bolzplatz tun.

Vielen Kindern mit Körperbehinderungen fehlen aber Grundvoraussetzungen zum Fußballspiel. Alle Kinder, die nicht gehen können und auch nicht in der Lage sind, gegen einen Ball zu treten, wären damit vom Spiel ausgeschlossen.

Mit einem größeren Ball, der auch vom Fußbrett des Rollstuhls angestoßen werden kann, können Kinder, die ihren Rollstuhl fortbewegen können, in modifizierter Form „Fußballspielen“, ihr Rollstuhl ersetzt dabei auch

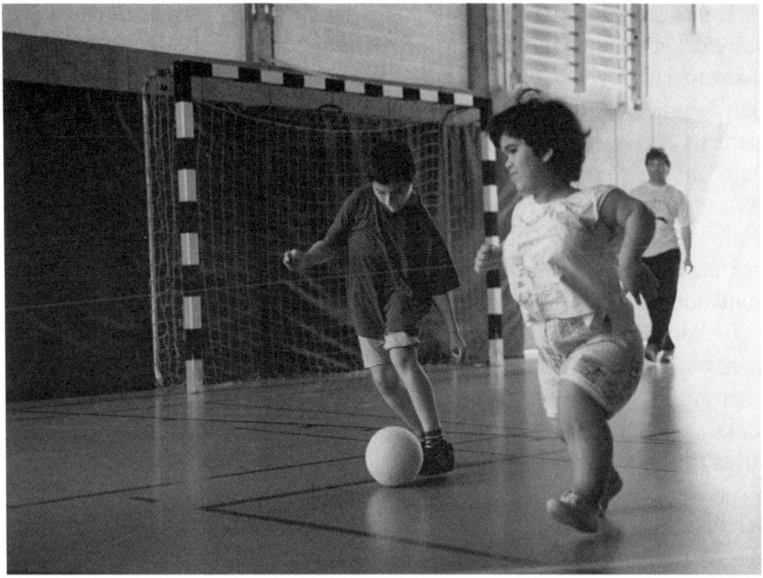

Abb. 17: „Richtiges“ Fußballspielen

zum Anstoßen des Balles die Funktion der Füße. Für Kinder, die sich nicht aufrecht stehend, aber krabbelnd fortbewegen und mit einer Hand den Ball anstoßen können, besteht auch die Möglichkeit, auf diese Art und Weise „Fußball“ zu spielen. Kinder schließlich, die auch diese Möglichkeit nicht haben, können (einzeln oder auch zu mehreren mit ihrem Körper mit und ohne Rollstuhl) als Torwart fungieren, die Größe des Tores ist entsprechend zu wählen. Es versteht sich von selbst, daß je nach Beteiligung dieser modifizierten Spielweisen auf die Sicherheit und Verletzungsgefahr besonders bei weniger mobilen Kindern Rücksicht zu nehmen ist durch bestimmte Regeln, Auswahl des Schuhwerks, des Balles etc.

5.4. Psychomotorische Förderung von Kindern mit schwerster Behinderung

Für Kinder mit schwersten Behinderungen ist die Körperwahrnehmung der zentrale Bereich ihres Erlebens (vgl. Kap. 3.2.). Daran hat sich auch der Ansatz der Förderung dieser Kinder zu orientieren, Psychomotorik in der Therapie, als Unterrichtsmethode und als Unterrichtsfach sind fast eine Selbstverständlichkeit.

Um Kommunikation mit schwerstbehinderten Kindern aufnehmen zu können, ist es unerläßlich, sich auf die körperliche Ebene zu begeben. **Ein Austausch, Dialog ist nur über den Körper möglich.** Dabei gilt es einerseits, das Bewegungsverhalten, die Gestik und Mimik des Kindes wahrzunehmen, zu verstehen, zu interpretieren und darauf zu reagieren, andererseits die vorhandenen Bewegungsmöglichkeiten zu erhalten und zu erweitern, aber auch neue Bewegungsmöglichkeiten zu finden. Dazu müssen dem Entwicklungsstand angemessene Bewegungsräume geschaffen werden.

Ein Kind, das in der Lage ist, sich von der Bauchlage in die Rückenlage (und/oder umgekehrt) zu drehen, kann sich auf einer leicht schrägen Ebene vielleicht einmal oder auch mehrmals um die eigene Achse drehen. Das Erleben des Körpers wird damit ein anderes, es verbleibt nicht im (stereotypen) sich immer wiederholenden Hin- und Herdrehen, es entstehen ganz neue Reize und Wahrnehmungen. Nun gilt es zu beobachten, wie das Kind auf diese neuen Reize reagiert. Stellt man Freude oder Erstaunen fest, sollte das Angebot wiederholt werden (Abb. 18). Beobachtet man nichtbehinderte Kleinkinder, wird man feststellen, daß sie unzählige Male mit kleinen Variationen die gleichen Dinge wiederholen (eine Treppe hinaufklettern, auf einer Matratze hüpfen, schaukeln ...). Kinder, die ihre Wahrnehmungen nicht so gut verarbeiten können, brauchen mindestens ebenso viele Wiederholungen eines Bewegungsablaufes, damit sich sichtbare Veränderungen einstellen. Fortschritte dürfen also nur über lange Zeiträume erwartet werden, es sollten auch nicht zu häufig größere Veränderungen des Angebotes vorgenommen werden, solange sichtbar ist, daß das Kind das Angebot intensiv erlebt.

Ein Kind, das ein wenig vorwärtsrobben kann, kann sich mit Rutschhilfen und etwas Unterstützung vielleicht eine schräge Ebene hinaufziehen, um dort auf eine Schaukel, ein Trampolin, eine Rutsche o. ä. zu gelangen (Abb. 19).

Hierbei gilt es, die spontane Bewegungsfreude, die auch schwerstbehinderten Kindern zu eigen ist, zu mobilisieren. „Diese drückt sich oft in stereotypen Bewegungen oder pathologischen Bewegungsmustern aus“ (Hachmeister 1989, 31). Spontane Bewegung bedeutet Aktivierung und Erhöhung des Wachheitsgrades. Bei schwerstbehinderten Kindern ist die Schädigung besonders stark ausgeprägt, eine Therapie mit dem Ziel der Heilung in der Regel ausgeschlossen. Pathologische Bewegungsmuster müssen also in Kauf genommen werden, eine therapeutische Kontrolle der Bewegungen und das Ausschalten pathologischer Bewegungen ist in der Regel auszuschließen, sie würde so manche spontane Bewegung unmöglich machen.

Um so wichtiger ist aber auch die Kenntnis der motorischen Möglichkeiten des Kindes und notwendiger Hilfestellungen durch Pädagogen und Therapeuten. Dies setzt eine enge Zusammenarbeit zwischen diesen beiden

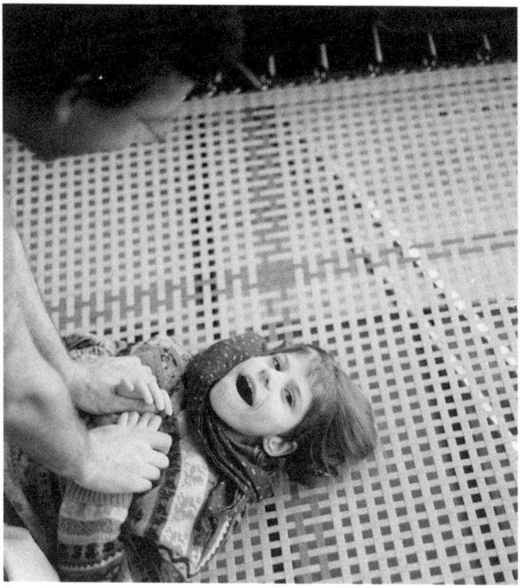

Abb. 18: Das Erleben spiegelt sich im Gesichtsausdruck wider.

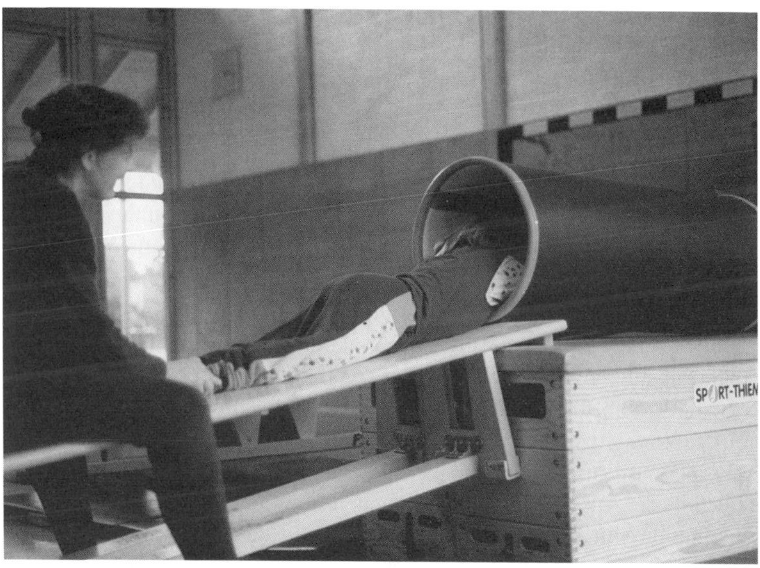

Abb. 19: Ein Ziel selbst erreichen

voraus. KrankengymnastInnen können Pädagogen zeigen, wie man eine Bewegung anbahnt oder unterstützt, wie man die Position eines Kindes mit dem Kind gemeinsam verändern kann, ohne das Kind nur zu heben. Sie wissen auch, welche Bewegungen zu vermeiden sind. Dies gilt besonders für ältere Kinder, bei denen Kontrakturen und Veränderungen des Skeletts, vor allem der Hüfte und der Wirbelsäule, bestimmte Bewegungen erschweren, unmöglich oder schmerzhaft machen.

All diese Dinge sind unumgängliche Bestandteile des täglichen Lebens und Arbeitens mit schwerstbehinderten Kindern. Sie reichen in die zentralen Förderbereiche wie Selbständigkeit, Pflege, Lagerung und natürlich die motorische Förderung.

Eine besondere Rolle spielen dabei die **Bewegungsübergänge,** die bei Positionswechseln notwendig werden. Vom Rollstuhl auf den Boden, auf den Wickeltisch, ein Lagerungsbrett, in eine Schaukel, auf ein Rollbrett usw., und auch wieder zurück in den Rollstuhl. Jedesmal wechselt das Kind seine Position, jedesmal werden Übergänge von einer Position in die andere notwendig.

Dabei kann das Kind gehoben werden, in der Regel leider noch immer Praxis auch in Situationen, in denen dies nicht nötig ist. Oder das Kind wird an diesem Bewegungsübergang beteiligt, übernimmt selbst Gewicht und einen Teil der Bewegung oder erlebt den Übergang direkt mit. Es ist beteiligt an dem, was mit ihm geschieht. Dies dient nicht nur der Förderung der Selbständigkeit und Selbstverantwortung, sondern ist auch wesentlich rückenschonender (wenn es richtig erlernt worden ist und durchgeführt wird – rückenschonend bedeutet dabei nicht immer auch weniger anstrengend).

Es ist ein eindeutiger Zusammenhang zwischen der Übernahme von Gewicht durch die Kinder und der Entlastung des Rückens für die Erwachsenen festzustellen. Daß es oft – auf den ersten Blick – leichter ist und vor allem schneller geht, ein Kind „eben mal“ zu heben, bleibt unbestritten, ist aber auf lange Sicht weder dem Rücken noch dem Kind förderlich.

Jedes Kind, das auch nur einen geringen Teil seines Gewichtes mit den Füßen übernehmen und/oder sich mit der Hand an etwas festhalten kann, hat die Möglichkeit, bei solchen Bewegungsübergängen mitzuarbeiten. Auch Fußstützen, die weggeklappt werden können, oder herausnehmbare Seitenteile dürfen kein Hindernis dabei sein, auf dem Weg zum Boden oder auf den Wickeltisch beteiligt zu werden.

Psychomotorische Förderung schwerstbehinderter Kinder bedeutet also einerseits die Auseinandersetzung mit den Möglichkeiten der Mithilfe und Übernahme von Eigengewicht und -verantwortung in alltäglichen Situationen. Oft können hierzu aber auch Erfahrungen aus der Therapie oder gezielter psychomotorischer Förderung beitragen.

Nils (12 Jahre) begann bei jeder Lageveränderung zu schreien. Irgend etwas daran schien ihm extrem unangenehm zu sein. Da er sich sprachlich nicht äußern, sondern lediglich sein Befinden durch Schreien zum Ausdruck bringen konnte, blieb es lange unklar, warum er nicht aus dem Rollstuhl gehoben werden mochte, warum er nicht auf dem Boden liegen wollte, warum er sich nur unter Schreien wickeln ließ etc. Die Vermutung lag nahe, daß er vestibulär überempfindlich war. Daraufhin versuchten wir nicht mehr, ihn so vorsichtig wie eben möglich zu heben, vielmehr drückten wir ihn dabei fest, hielten ihn auf dem Boden oder Wickeltisch fest (nicht im Sinne der Festhaltetherapie), was aber nicht immer in dem notwendigen Maß möglich war. Tatsächlich erleichterte dies das Handling in erheblichem Maße, Zufriedenheit und Freude stellten sich bei Nils aber erst ein, als er festumschlossen in einer Hängematte saß, die sich schnell drehte. Niemand hätte bei diesem empfindlichen Kind daran gedacht, ihn solchen Reizen auszusetzen. Erst die Auseinandersetzung mit dem Problem auf körperlicher Ebene machte den Weg zu dieser Lösung frei. Die Auswirkungen auf den täglichen Umgang waren erheblich, das Handling wurde wesentlich einfacher, seine allgemeine Zufriedenheit stieg.

Neben den Positionswechseln ist die **Fortbewegung** der zweite wesentliche Bestandteil. Wie oben beschrieben sind die Erweiterung bestehender und das Finden neuer Bewegungsmöglichkeiten für die Kinder von entscheidender Bedeutung. Kaum einer, der gehen kann, vermag sich vorzustellen, was es bedeutet, nicht oder eben auf einmal doch von einem Punkt zum anderen gelangen zu können. Es ist ein Schritt, der mit dem ersten Drehen vom Bauch auf den Rücken beginnt, über Robben, Krabbeln etc. in mehreren Schritten zum freien Gehen und Laufen führt. Bei bewegungsgestörten Kindern gibt es nun einerseits die Möglichkeit, den jeweils nächsten Schritt der Aufrichtung und Fortbewegung anzubahnen, zu unterstützen und zu trainieren. Dies sollte fester Bestandteil der krankengymnastischen und psychomotorischen Förderung sein. Hierbei wird aber bald die Grenze des Möglichen erreicht sein. Ein Kind mag unsicher krabbeln können und dies auch immer wieder üben, es wird alleine nicht zum Stand und zum Gehen kommen. Während bei kleineren Kindern, bei denen motorisch noch größere Entwicklungschancen zu sehen sind, dieser Ansatz der Förderung eindeutig im Vordergrund stehen sollte, ist bei älteren Kindern die verstärkte Unterstützung durch Hilfsmittel notwendig.

Nicht erst, wenn ein Kind an einem Rollator gehen kann und dabei sein Gleichgewicht zu halten vermag, ist es sinnvoll, das Kind auf die Füße zu stellen und ihm die Möglichkeit des Gehens zu eröffnen. Viele Kinder würden sonst niemals auf die Füße kommen. Gehhilfen im Sinne des M.O.V.E.-Programms, mobile Stehständer ermöglichen es den Kindern, sich fortzubewegen und Positionen der Aufrichtung einzunehmen, die sie ohne diese Hilfen nicht könnten.

Das M.O.V.E.-Programm ist ausgerichtet an Aktivitäten, die für den Alltag von Bedeutung sind. Im Vordergrund steht dabei die Mobilität;

M.O.V.E. steht für „Mobility Opportunities Via Education". Die **motorischen Meilensteine** beinhalten das Sitzen, Stehen, Gehen, Treppensteigen und die Bewegungsübergänge von einer Position in die andere (Bidabe 1993, 19). Diese Fähigkeiten werden in einem Lernprogramm, das das Prinzip der abnehmenden Hilfe beinhaltet, geübt.

Ob nun innerhalb eines ausgewiesenen Lernprogramms oder anders in den Unterrichtsalltag integriert, die aufrechte Position ist ausgesprochen sinnvoll für den Knochenbau, die Durchblutung, die visuelle Wahrnehmung und nicht zuletzt die psychische Entwicklung, dies ist schon von festen Stehständern bekannt. Mobile Aufrichtungshilfen bieten aber mehr. Sie machen Fortbewegung von einem Punkt zum anderen möglich. Das Kind kann sich im Raum fortbewegen, vor allem wenn es nicht sprechen kann, hat es nun die Gelegenheit, auf andere Personen zuzugehen und Kontakt aufzunehmen. Dabei sind pathologische Haltungen und Bewegungen wiederum zu akzeptieren, sie machen die Fortbewegung oft erst möglich, der Wert für die Gesamtentwicklung ist aber kaum zu überschätzen. Auch diese Hilfen können den Alltag erleichtern, wenn Kinder nicht mehr auf jedem Weg geschoben werden müssen, aber auch dann, wenn sich Kinder scheinbar ungezielt damit fortbewegen.

All diese Dinge zur psychomotorischen Förderung sind Bestandteil von Einzeltherapie/-förderung. Für diese Förderung gilt das Prinzip des psychomotorischen Dialogs (Hachmeister 1989, 29ff), der genauen Beobachtung, der Veränderung in kleinsten Schritten, der ständigen Aufmerksamkeit für kleinste Fortschritte.

Aber nicht allein aus der personellen Notwendigkeit heraus erscheinen auch Gruppenangebote durchaus sinnvoll. In der Regel ermöglicht die Arbeit mit Gruppen aus räumlichen und personellen Gründen einen größeren Geräteaufbau. Ideal wäre natürlich eine fest installierte und zugleich variable Bewegungslandschaft, diese steht aber nur den wenigsten Einrichtungen zur Verfügung. Fast überall ist es aber möglich, in der Turnhalle oder einem Psychomotorikraum eine Bewegungslandschaft oder einen bestimmten Geräteaufbau mit mehreren Gruppen über einen ganzen Tag zu nutzen. Dies verringert den Zeit- und Arbeitsaufwand für eine Psychomotorikstunde wesentlich. Die körperliche Anstrengung in der psychomotorischen Förderung schwerstbehinderter Kinder ist nicht von der Hand zu weisen; da ist es nur sinnvoll, sie beim Geräteaufbau so gering wie möglich zu halten. Dies ist zu erreichen, wenn eine Gruppe morgens aufbaut und die letzte Gruppe mittags wieder abbaut. Die notwendigen Absprachen können nebenbei zum Ideenaustausch dienen.

In der Albatrosschule, der Schule für Körperbehinderte in Bielefeld, einer Schule mit einem überdurchschnittlich hohen Anteil an Kindern mit schwer-

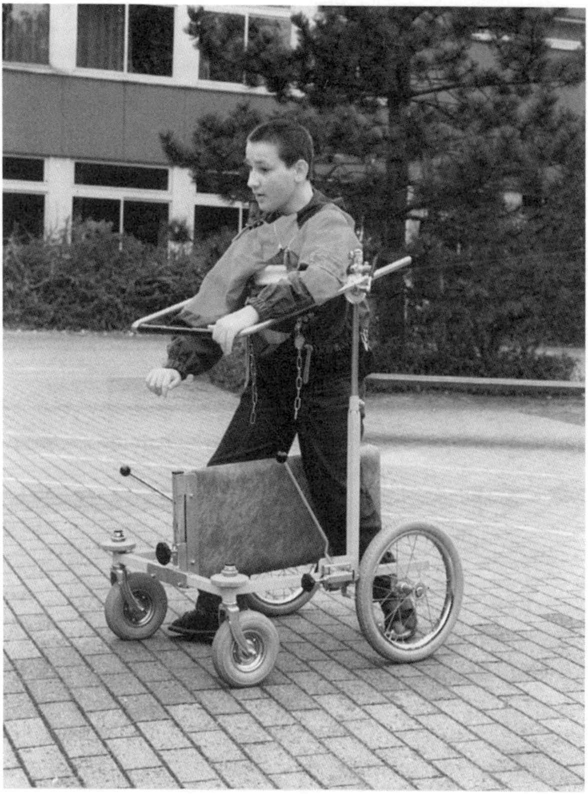

Abb. 20: Das Erlebnis, sich mit den eigenen Füßen fortzubewegen

sten Behinderungen, hat sich der „Schwerstbehindertentag" ausgesprochen positiv auf die kontinuierliche psychomotorische Förderung dieser Kinder ausgewirkt.

Wir haben dabei einen Geräteaufbau mit gleichbleibenden und variablen Teilen gewählt. Beibehalten wurde ein Aufgang über eine schiefe Ebene aus Langbänken (Abb. 21). Die Schüler sollten daran beteiligt sein, den Weg zu einem Gerät hinauf zu bewältigen.

Dies reichte von selbständigem Hinaufziehen in Bauchlage (evtl. mit Unterstützung an den Füßen oder Beinen) über das Abdrücken mit den Füßen in Rückenlage bis zum Hinaufgezogen-Werden an den Armen mit oder ohne Mithilfe des Kindes. Sicherlich mag es Kinder geben, für die keine dieser Möglichkeiten bestehen, diese können dann noch auf einem Schwungtuch hinaufgezogen werden.

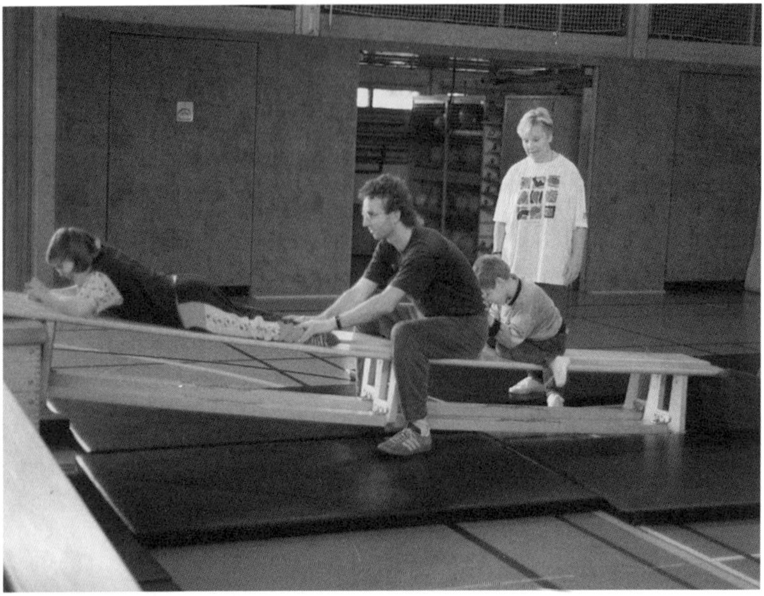

Abb. 21: Individuelle Strategien, den Aufstieg zu bewältigen

Auf jeden Fall ist es sinnvoll, sich bereits beim Aussteigen aus dem Rollstuhl auf den Boden mit den individuellen Möglichkeiten jedes einzelnen Kindes auseinanderzusetzen und konsequent alle Möglichkeiten der Kinder auszuschöpfen. Manche Kinder können Gewicht mit den Füßen übernehmen, manche könne langsam und von einem Erwachsenen kontrolliert auf den Boden gleiten, manche können vielleicht mit weggeklappten Fußstützen vornüber an einer höheren Stelle auf die schiefe Ebene gleiten.

Mit dem Aussteigen und dem teilaktiven Aufstieg sind die Kinder in jedem Falle bereits am Weg hin zum eigentlichen Gerät beteiligt. Es hat auch in dieser Gruppe lange gedauert, bis die Schüler eigenaktiv an der Bewältigung dieses Weges teilnahmen; das Angebot, das am Ende des Aufganges auf sie wartete, hat sicherlich dazu beigetragen.

Von einem Podest aus einem oder mehreren Kästen lassen sich verschiedene Geräte erreichen. An dieses Podest schließen sich alle die Angebote an, die eine bestimmte Höhe erfordern:

- eine Riesenschaukel aus einer Weichbodenmatte oder andere Schaukelkonstruktionen,
- ein Trampolin,
- ein Airtramp,

- eine schiefe Ebene zum Herunterrollen in einer Tonne,
- eine Bahn zur Fahrt in einem Rollwagen,
- eine weiterführende Bank, von der man auf eine Weichbodenmatte, einen Knautschsack oder auch einen fahrbaren Wagen fallen kann etc.

Eine schiefe Ebene zum Hinunterrutschen oder -rollen ist ebenfalls meistens Bestandteil des Aufbaus, es sei denn, die Kinder sollen von einer höheren Ebene aus wieder in den Rollstuhl gesetzt werden. Zu Beginn der Arbeit mit einer neuen Gruppe kann sie aber auch als Angebot selbst genutzt werden. Ebenso bietet es sich an, einen Mattenwagen o. ä. bereitzuhalten, mit dem die Kinder zum Aufgang zurückgebracht werden können.

Alle Aufbauten ermöglichen ein intensives Erleben über die Körpersinne, vor allen die kinästhetische und vestibuläre Wahrnehmung sind angesprochen. Die Aufbauten unterscheiden sich in der Verweildauer auf dem Gerät. Auf dem Airtramp, der Schaukel und dem Trampolin werden die Kinder länger bleiben, die Motivation, von diesem Gerät wieder hinunterzugehen, ist gering. Eine Bahn, auf der es rutschend, rollend, fallend oder fahrend abwärts geht, beinhaltet die Notwendigkeit, wieder aufzusteigen. Dies ist sowohl für die Kinder als auch für die Anstrengung der Erwachsenen nicht unerheblich.

Es geht in jedem Falle darum, nach dem Prinzip des Dialoges darauf zu achten, wie jedes einzelne Kind das Angebot erlebt, es gilt herauszufinden, wodurch sich ein Kind besonders angesprochen fühlt oder wobei Unwohlsein, Ängste oder Verwirrung entstehen können. Dazu sind neben der intensiven Auseinandersetzung mit dem einzelnen Kind vor allem Pausen notwendig, in denen das Kind beobachtet wird, es Gelegenheit hat, eigenaktiv zu werden, in denen mit dem Kind überlegt werden kann, was eventuell zu verändern ist (Lagerung oder Position, Intensität, Richtung). Ein Airtramp, das ständig in Bewegung ist, weil einer der Erwachsenen gerne hüpft und einige Kinder dabei immer so laut lachen, mag quantitativ viele Wahrnehmungen bei den Kindern auslösen, es besteht aber kaum die Möglichkeit zu differenzierter Rückmeldung von seiten der Kinder, die Wahrnehmung bleibt ebenso undifferenziert, und die Kinder haben keine Gelegenheit zu eigenaktivem Handeln.

Jeder eigenaktive Schritt, jede Rückmeldung von seiten der Kinder sollte nach Möglichkeit wahrgenommen und in die weitere Aktivität aufgenommen werden. Das heißt aber auch: abwarten können und ein Kind nicht mit Reizen überschütten. Auch sollten Kinder immer wieder zu neuen Aktivitäten animiert oder in neue Situationen und Positionen gebracht werden, um herauszufinden, wie sie darauf reagieren. Trifft man mit dem Angebot das, was die Kinder anspricht, werden die Reaktionen nicht ausbleiben.

In Gruppen macht es dann Sinn, Kinder, die ähnlich reagieren, zusammenzubringen; so gibt es Kinder, die starkes Schaukeln verunsichert und die es nicht ertragen können, andere wiederum, die erst ab einer bestimmten Intensität reagieren.

Nicht zu unterschätzen ist auch die Gelegenheit für die Kinder, zu ihren Mitschülern oder auch zu den Erwachsenen Körperkontakt aufzunehmen. Im Rollstuhl sind sie meist vor allem gegen intensive Berührung abgeschirmt. Drücken, Raufen, Festhalten sind hier nicht möglich. Auch für diese Bedürfnisse sollte, soweit die anderen Kinder und Erwachsenen es zulassen wollen, Gelegenheit sein. Manches Kind benötigt auch die körperliche Nähe als Hilfe, um sich z. B. zuzutrauen, einen Berg hinunterzurollen o. ä. (Abb. 22).

Auch in die Gruppenarbeit können krankengymnastische oder ergotherapeutische Inhalte einbezogen werden. Ideal ist selbstverständlich die Mitarbeit eines Therapeuten in einer solchen Gruppe, die den Austausch erleichtern würde. Die oben beschriebenen Fortschritte in der Fortbewegung und bei Positionwechseln können aber in jedem Falle aufgenommen werden. So kann z. B. für ein Kind, das das Treppensteigen mit Hilfe übt, eine kleine Treppe neben den Aufgang gebaut werden. Krabbeln, Robben, selbständiges Aussteigen, Gewichtübernahme mit den Füßen sind sowieso Bestandteil der Arbeit.

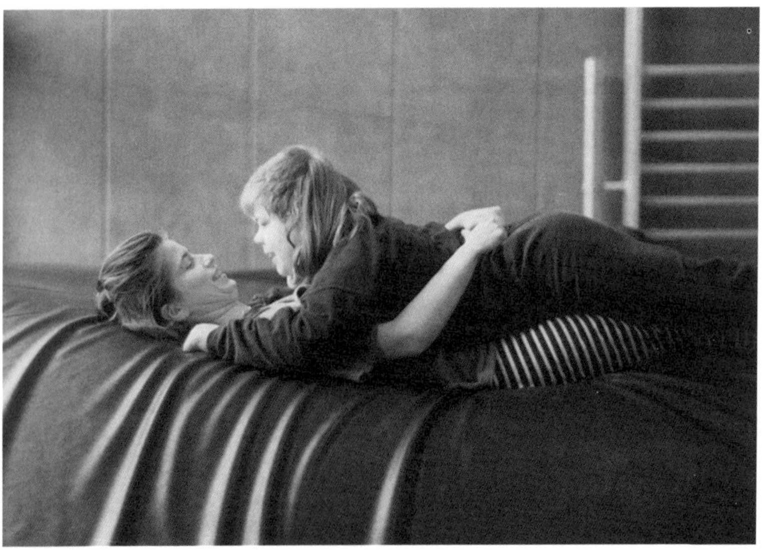

Abb. 22: Mit dir zusammen traue ich mich

Bereits angesprochen wurde der Anspruch, während der Aktivitäten den Austausch mit dem Kind zu suchen. Dies gilt auch für das Ende einer Stunde. Es ist durchaus möglich, mit Kindern, die nicht selbst sprechen können, über das, was sie erlebt haben, zu reflektieren. Erstaunt stellt man fest, wie die Schüler reagieren. Hat man das Kind mit dem Angebot erreicht, kann man die Reaktionen des Kindes aufnehmen. Wir haben festgestellt, daß Kinder mit einem geringen Sprachverständnis immer mehr auf die sprachliche Reflexion reagierten, wenn ihnen z. B. im Anschluß noch einmal erzählt wurde, was sie gemacht haben. Auch bei Kindern ohne Sprachverständnis wurden beim Zeigen Erinnerungen sichtbar.

6. Perspektiven für die psychomotorische Förderung von Kindern mit Körperbehinderungen

In einem Arbeitsfeld wie dem der Schule für Körperbehinderte ist die Suche nach neuen Ansätzen der Förderung Bestandteil der Arbeit. Grund dafür ist das Problem, daß es immer schwieriger wird, sinnvolle Inhalte zu finden, mit denen vor allem Kinder mit komplexeren Krankheitsbildern gefördert werden können. Aufgrund ihres offensichtlichen Erfolges, ihres nicht leistungsorientierten Ansatzes und vor allem der Tatsache, daß Spaß und Freude (für Kinder und LehrerInnen/TherapeutInnen) zum Konzept gehören, hat sich die psychomotorische Förderung im Unterrichtskonzept der Schule für Körperbehinderte etabliert. Ein Konzept zur psychomotorischen Förderung von Kindern mit Körperbehinderungen befindet sich aber noch in den Kinderschuhen, es wird viel ausprobiert und aufgebaut. An welchen Stellen psychomotorische Förderung langfristig ihren Platz findet, wird sich zeigen. Auch wenn in den drei Arbeitsfeldern Therapie, Unterrichtsmethode und Unterrichtsfach eine positive Entwicklung zu verzeichnen ist, ist psychomotorische Förderung doch kein Allheilmittel, das immer und überall einzusetzen ist.

Ein Bereich scheint jedoch wie mehrfach angesprochen noch entwicklungsbedürftig. Es herrscht nach wie vor eine zu sehr auf das **Motorische** und **Funktionale** ausgerichtete Sichtweise, die **psychische** Seite wird noch zu sehr vernachlässigt. Psychomotorische Förderung kann mehr, als dies bisher geschieht, dazu beitragen, psychischen Auffälligkeiten vorzubeugen und entgegenzuwirken. Der Ansatz Aucouturiers, aber auch andere Konzepte zur ganzheitlichen Förderung und Therapie müssen dazu in ein Konzept integriert werden. Offen bleibt, welche Personen diese Therapie/Förderung durchführen können und sollen.

Nicht nur die Psychomotorik ist in der Entwicklung begriffen, das ganze System sonderpädagogischer Förderung entwickelt sich ständig im Kontext allgemeinschulischer, aber auch gesellschaftlicher und wirtschaftlicher Zusammenhänge. Auch wenn die Sonderschule ein Schonraum für die von ihr betreuten Kinder ist, unterliegt sie doch selbst den sich verändernden Bedingungen und auch pädagogisch-therapeutischen Entwicklungen. Psychomotorik entwickelt sich innerhalb dieses Systems, sie ist damit verbunden, aber nicht unbedingt vom Bestehen dieses Systems abhängig.

Die Integration behinderter Kinder in die Regelschule ist sicherlich die derzeit einzige Alternative zum bestehenden Sonderschulsystem. Die Initiative der Eltern ist der Grundstein für diese Entwicklung, die vor allem von der Sonderpädagogik immer noch kritisch betrachtet wird. Auch wenn nicht alle Bedingungen der Integration so sind, wie sie sich Sonderpädagogen wünschen (dies ist auch in der Sonderschule nicht der Fall), ist es wichtig, diese grundsätzlich positive Entwicklung anzunehmen und zu unterstützen. Zu unterstützen vor allem dadurch, daß die Inhalte und Prinzipien sonderpädagogischer Förderung Eingang in das Konzept der integrativen Förderung finden.

Psychomotorische Förderung sollte es dabei leicht haben, denn auch in Grundschulen wird sie immer mehr zum Bestandteil des Konzepts. „Individualisierung des Lernprozesses, Anregen zu eigenen Lernwegen, Experimentieren und Verändern sowie Spaß am Lernen und Binnendifferenzierung sind auch die Leitlinien der Motopädagogik. Deshalb empfiehlt sich Motopädagogik besonders als Unterrichtsprinzip des integrativen Unterrichtens“ (Eggert 1994, 87).

Die genannten drei Arbeitsfelder können auf unterschiedliche Weise im Konzept des integrativen Unterrichts aufgehen. Für die **Therapie** im allgemeinen, sei es Krankengymnastik, Beschäftigungstherapie oder auch Sprachtherapie o. ä., muß ein Platz in der integrativen Beschulung gefunden werden. Therapeutisch orientierte Psychomotorik kann hier wie jede andere Therapie durchgeführt werden, sei es in einer freien Praxis, in therapeutischen Teams, die eine Schule betreuen, oder in der Schule direkt angegliederter Therapie.

Als **Unterrichtsmethode** kann Psychomotorik eine wichtige Rolle im integrativen Unterricht spielen. „Weil gerade in der Grundschulzeit unter den besonderen Bedingungen integrativen Unterrichts viele basale Lernprozesse und Lernvoraussetzungen angebahnt und vermittelt werden müssen, ist Motopädagogik als Unterrichtsprinzip [...] in den eher kognitiven Fächern von Bedeutung. Spaß an der Bewegung, die Individualisierung, der Verzicht auf direkte Leistungsbeurteilung und die Betonung des sozialen Miteinanderspielens machen Psychomotorik zu einer von vielen sinnvollen Möglichkeiten, [...] motivierende und ganzheitliche Lernprozesse wirkungsvoll in Gang zu setzen“ (S. 88).

Ganz so reibungslos wird aber dieser Prozeß nicht vonstatten gehen können. Die Konflikte zwischen allgemeinen Unterrichtsprinzipien und psychomotorischen Prinzipien wurden bereits für die Schule für Körperbehinderte deutlich. Diese Konflikte werden in der Grundschule, die (auch wenn die Richtlinien einen breiten Spielraum lassen) noch wesentlich leistungsorientierter geführt wird und auf Einhaltung von Regeln bedacht ist, um so deutlicher werden. Die Integration von psychomotorischen Inhalten und Methoden kann wie die gesamte Integration nur dann wirkliche Integration werden und zu einem gemeinsamen Ansatz für gemeinsamen Unterricht führen, wenn die Grundschule sich dafür öffnet.

Ob Psychomotorik als **Unterrichtsfach** auf der Stundentafel einer Integrationsklasse auftauchen wird, bleibt abzuwarten. Sie kann und wird in den Sportunterricht integriert werden und dies nicht allein, um die Kinder mit Behinderung zu fördern, sondern weil sie auch für die Grundschule selbst als Bereicherung im Sportunterricht erkannt worden ist.

Sinnvoll wird es auch sein, psychomotorische Kleingruppen zu bilden, in denen dann die Kinder mit Behinderungen, nichtbehinderte Kinder mit psychomotorischem Förderbedarf, aber auch Kinder, mit denen die behinderten Kinder gerne zusammen sind, spielen können. Sie kann so dazu beitragen, möglichen Störungen vorzubeugen und die sozialen Kontakte und Kommunikation zu fördern.

Ein solcher Ansatz wurde im Montessori-Kinderhaus in Bielefeld schon vor Jahren sehr erfolgreich praktiziert. So kann psychomotorische Förderung zu einem tatsächlich integrativ arbeitenden Ansatz werden. Ob in der Grundschule für eine solche Förderung räumlich, zeitlich und konzeptionell auf Dauer Platz ist, wird sich zeigen.

Neben allen Anstrengungen zur Integration sollte aber auch Platz bleiben für gemeinsame Aktivitäten behinderter Kinder untereinander. Um sich mit der Behinderung auseinanderzusetzen und sie als Teil der eigenen Identität anzunehmen, kann es wichtig sein, den Austausch und das Zusammensein mit anderen Behinderten zu finden. Die Möglichkeiten, mit einer Behinderung zu leben, können in gemeinsamen Aktivitäten erfahren werden, und der Umgang mit ebenfalls Betroffenen kann zu einer besseren Einschätzung der eigenen Behinderung führen. E-Rollstuhl-Riesenball kann man nur mit mehreren E-Rollstuhl-Fahrern spielen. Integration ist nur dann eine wirkliche Chance für Kinder mit Behinderungen, wenn sie die Gelegenheit haben, mit Nichtbehinderten wie mit anderen Behinderten zusammenzusein.

Literatur

Ajuriaguerra, J. de (1962): Le corps comme relation. Revue suisse de psychologie pure et applique 21, zit. nach Esser, M. (1988): Psychomotorische Praxis à la Aucouturier. Motorik, Heft 1, 25–30

Aktionskreis Psychomotorik (1987): Lehrbrief: Grundzüge der Motopädagogik. Lemgo

Aly, M. (1992): Die therapeutische Begleitung des kleinen MMC-Kindes. Krankengymnastik 44, Nr. 3, 268–284

–, Aly, G. (1981): Kopfkorrektur. Berlin

Aucouturier, B., Lapierre, A. (1995): Bruno. Bericht über eine psychomotorische Therapie bei einem zentral geschädigten Kind. 2. Aufl. München/Basel.

Ayres, J. (1984): Bausteine der kindlichen Entwicklung. Berlin

Azemar, J. (1978): Motorische Tätigkeit und kognitive Entwicklung. In: Motorik im Vorschulalter. Schorndorf, 48–50

Bateson, G. (1982): Geist und Natur. Frankfurt a. M.

Besems, Th. (1981): Bewegungstherapie mit autoaggressiven, psychomotorisch gestörten Kindern – eine gestalttherapeutische Methode. In: Berufsverband Deutscher Psychologen (Hrsg.): Psychologische Hilfen für Behinderte. Weinsberg, 33–48

– (1988): Gestalttherapie mit geistig behinderten Menschen – Teil 1. Geistige Behinderung 4, 1–24

Beudels, W., Lensing-Conrady, R., Beins, H. J. (1994): ... das ist für mich ein Kinderspiel. Dortmund

Bidabe, L. (1993): M.O.V.E. Mobilitätstraining für Kinder und Erwachsene mit Behinderung. Dortmund

Bienstein, Ch., Fröhlich, A. (1991): Basale Stimulation in der Pflege. Düsseldorf

Blechschmidt, E. (1984): Wie beginnt das menschliche Leben. Stein am Rhein

Bobath, B., Bobath, K. (1994): Die motorische Entwicklung bei Zerebralparesen. Stuttgart/New York

Bock, W. J. (1988): Langzeitergebnisse bei ventilversorgtem Hydrocephalus. In: ASbH e. V.: Hydrocephalus. Menden

Brand, I., u. a. (1985): Integrationsstörungen. Würzburg

Brown, Ch. (1995): Mein linker Fuß. Zürich (Deutsche Erstausgabe Berlin 1956)

Brüggebors, G. (1989): Körperspiele für die Seele. Reinbek

– (1992): Einführung in die Holistische Sensorische Integration, Teil I. Dortmund

– (1994): Einführung in die Holistische Sensorische Integration, Teil II. Dortmund

Burmeister, A. (1991): Psychomotorische Entwicklungstherapie im Spannungsfeld zwischen linearem und nichtlinearem Prozeßdenken. Motorik 14, Heft 2, 78–83

Capra, F. (1982): Wendezeit. München
– (1992): Das neue Denken. München
Corell, J. (1994): Die orthopädische Behandlung des Spina bifida Kindes. In: ASbH e. V.: Leben mit Spina bifida und Hydrocephalus. Dortmund
Christoph, F. (1980): Asylantrag. In: Psychologie und Gesellschaftskritik Behinderung. Bremen, 9–30
Delank, H.-W. (1994): Neurologie. Stuttgart
Dennison, P. (1993): Befreite Bahnen. Freiburg
Dennison, G. (1990): Edu-Kinestethik für Kinder. Freiburg
Doering, W., Doering, W. (Hrsg.) (1990): Sensorische Integration. Dortmund
Eggert, D. (1994): Theorie und Praxis psychomotorischer Förderung. Dortmund
Esser, M. (1988): Psychomotorische Praxis à la Aucouturier. Motorik, Heft 1, 25–30
– (1995a): Beweg-Gründe. Psychomotorik nach Bernard Aucouturier. 2. Aufl. München/Basel
– (1995b): Grundlegende Intervention im psychomotorischen Ansatz von Aucouturier. Praxis der Psychomotorik Jg. 20 (1), 6–13
Feldkamp, M. (1992): Behandlung der infantilen Zerebralparese – eine Analyse. Krankengymnastik 44, Nr. 12
Fischer, D., Weinert Ch. (1988): Der Körper – eine Herausforderung in der pädagogisch-therapeutischen Arbeit mit schwerstbehinderten Kindern. Behindertenpädagogik, Heft 3, 265–285
Flehmig, I. (1981): Die Prinzipien der neurologischen Entwicklungsbehandlung nach dem Bobath-Konzept. In: Förderung entwicklungsgefährdeter und behinderter Heranwachsender. Erlangen. 60-68
– (1987): Normale Entwicklung des Säuglings und ihre Abweichungen. Stuttgart
– (1988): Aspekte sensorischer Integrationsentwicklung von Bewegung und Sprache. In: Irmischer/Irmischer, 9–12
Fröhlich, A. (1982): Der somatische Dialog. Behinderte 4, 15–20
– (1989): Kommunikation und Sprache körperbehinderter Kinder. Dortmund
Frostig, M. (1992): Bewegungs-Erziehung. 3. Aufl. München/Basel
Hachmeister, B. (1989): Psychomotorischer Dialog mit Schwerstbehinderten. Lernen konkret. November, 29–32
– (1990): Die Psychomotorik Aucouturiers – für uns ohne Bedeutung? Motorik, Heft 3, 119–123
Haupt, U. (1983): Grundschule. In: Haupt/Jansen, 139–143
–, Jansen, G. W. (Hrsg.) (1983): Handbuch der Sonderpädagogik, Pädagogik der Körperbehinderten. Berlin
Heintz, N. (1983): Psychomotorische Erziehung und psychomotorische Reedukation in französischsprachigen Ländern. Luxemburg
Horstmann, T. (1983): Fördermaßnahmen im Vorschulbereich. In: Handbuch Sonderpädagogik, Pädagogik der Körperbehinderten. Berlin, 118–138
Irmischer, T. (Hrsg.) (1989): Psychomotorik in der Entwicklung. Schorndorf
–, Irmischer, E. (Red.) (1988): Bewegung und Sprache. Schorndorf
Janov, A. (1974): Das befreite Kind. Frankfurt a. M.
Jantzen, W. (1988): Zum Verhältnis von Entwicklung, Bewegung und Sprache. In: Irmischer/Irmischer, 45–55
Jetter, K. H. (1974): Zur Problematik der Perzeptionsstörungen beim körperbehinderten Kind. In: Heese/Reinhartz (Hrsg.): Aktuelle Beiträge zur Körperbehindertenpädagogik. Berlin, 21–31

Kesper, G., Hottinger, H. (1997): Mototherapie bei sensorischen Integrationsstörungen. 4. Aufl. München/Basel
Kessler, E. (1988): Psychische Entwicklung bei Kindern und Jugendlichen mit Hydrocephalus. In: ASbH e. V.: Hydrocephalus. Menden, 53–58
Kiphard, E. J. (1980): Motopädagogik. Dortmund
– (1983): Mototherapie. Teil 1 + 2. Dortmund
Klee, E. (1974): Behindertenreport. Frankfurt a. M.
– (1976): Behindertenreport II. Frankfurt a. M.
Kükelhaus, H. (1993): Organismus und Technik. Frankfurt a. M.
Kunert, S. (1976): Verhaltensstörungen und psychagogische Maßnahmen bei körperbehinderten Kindern. Neuburgweier
– (1979): Prinzipien der Unterrichts- und Erziehungsarbeit bei Körperbehinderten. In: Blässig, W. (Hrsg.): Die Körperbehindertenschule. Berlin, 43–60
Lapierre, A. (1978): Die psychomotorische Erziehung, Grundlage der Vorschulerziehung. In: Motorik im Vorschulalter. Schorndorf, 42–46
–, Aucouturier, B. (1998): Die Symbolik der Bewegung. Psychomotorik und kindliche Entwicklung. München/Basel
Le Camus, J. (1983): Praxis der Psychomotorik in Frankreich. Motorik, Heft 1, 1–10
Lesch, M. (1994): Kinesiologie. München
Lesigang, Ch. (1983): Physiotherapie. In: Haupt/Jansen, 271–279
Leyendecker, Ch. (1987): Psychologie der Körperbehinderten. In: Fengler, J., Jansen, G. (Hrsg.): Handbuch der Heilpädagogischen Psychologie. Stuttgart/Berlin/Köln/Mainz, 139–169
– (1993): Geschädigter Körper = geschädigtes Selbst? In: Forschungsgemeinschaft „Das behinderte Kind“, Identitätsentwicklung und Lebensperspektive Körperbehinderter. Heidelberg, 307–319
–, Neumann, K. (1983): Besonderheiten der Entwicklung von Wahrnehmung, Lernen, Gedächtnis und Intelligenz bei Körperbehinderten. In: Haupt/Jansen, 410–438
Lurija, A. (1991): Der Mann, dessen Welt in Scherben ging. Reinbek
– (1992): Das Gehirn in Aktion. Reinbek
Marx, U., Steffen, G. (1990): Leselehrgang mit Hand und Fuß. Horneburg
Maturana, H. (1987): Der Baum der Erkenntnis. Bern/München
Michael, T. (1992): Die Habilitation von Kindern mit Meningomyelocele nach Ferrari in der Berliner Ambulanz. Krankengymnastik 44, Nr. 3, 259–267
– (1994): Das Ferrari-Konzept. In: ASbH e. V.: Leben mit Spina bifida und Hydrocephalus. Dortmund, 121–133
Mitglieder der Krüppelgruppe Bremen (1980): Krüppelunterdrückung und Krüppelgegenwehr. Psychologie und Gesellschaftskritik 15, 4–8
Möllers, J. (1986): Entwicklungsförderung von Kindern durch Bewegung und Spiel. Borken
Mosthaf, U. (1983): Ergotherapie. In: Haupt/Jansen, 280–289
Neuhäuser, G. (1989): Psychomotorische Übungsbehandlung bei Kindern mit cerebralen Dysfunktionen. In: Irmischer, 121–129
Nilsson, L. (1990): Ein Kind entsteht. München
Ortmann, M. (1995): Progredient erkrankte Schüler als schulpädagogische Herausforderung für die Körperbehinderten-Pädagogik. Zschr. Heilpädagogik 4, 160–167
Peritz-Favre, M. F. (1989): Vortrag beim Kurs „Sensomotorische Wahrnehmungsförderung“ beim Institut für Kindesentwicklung (IKE) in Hamburg

Pikler, E. (1989): Laßt mir Zeit. München
Roth, S. (1978): Die Rolle der Psychomotorik und ihre Störungen im Vorschulalter. In: Motorik im Vorschulalter. Schorndorf, 116–119
Sarimski, K. (1993): Psychologische Beratung bei der Durchführung der Krankengymnastik nach Vojta. Krankengymnastik 45 Nr. 5, 540–546
Schäfer, I. (1989): Grundbausteine der Psychomotorischen Übungsbehandlung. In: Irmischer, 19–23
Scheithauer, G. (1978): Statomotorische Entwicklung und neurologische Reifung. In: Motorik im Vorschulalter. Schorndorf, 11–13
Schilling, F. (1978): Motorische Entwicklung als Adaptionsprozeß. In: Motorik im Vorschulalter. Schorndorf 23–26
Schmeichel, M. (1978): Schüler mit begrenzter Lebenserwartung. In: Fachbereich Sonderpädagogik Reutlingen (Hrsg.): Handlungsorientierte Sonderpädagogik. Rheinstetten, 82–97
Schneider, B., Peschke, D. (1990): Reaktionen auf unser Körper- und Lebensgefühl aus der Sicht der Betroffenen. In: ASbH e. V. (Hrsg.) Spina bifida und Hydrocephalus. Menden, 81–84
Schnitger, B. (1990): Psychologische Begleitung für das Kind mit Spina bifida und Hydrocephalus. In: ASbH e. V. (Hrsg.): Spina bifida und Hydrocephalus. Menden, 78–80
Schumacher, J. (1985): Schwerstbehinderte Menschen verstehen lernen. Geistige Behinderung 1, 71–91
Schwerdt, C. (1980): Sitzleben. In: Kaktus (Zeitschrift für Literatur): Stückelliebe. Münster, 71–82
Speck, O. (1996): System Heilpädagogik. 3. Aufl. München/Basel (1. Aufl. 1988)
Staatsinstitut für Schulpädagogik und Bildungsforschung (1991): Erstrechnen. Würzburg
Tomatis, A. (1987): Der Klang des Lebens, Reinbek
van der Schoot, P. (1978): Aktivierung und Motorik. In: Schriftenreihe des Bundesinstitutes für Sportwissenschaft, Band 1: Motorik im Vorschulalter. Red. und Bearb.: Müller, H. J., Decker, R., Schilling, F. Schorndorf, 13–17
Vayer, P. (1978): Die Person des Kindes in einer ganzheitlichen Erfassung. In: Motorik im Vorschulalter. Schorndorf, 17–23
Vester, F. (1984): Neuland des Denkens. München
Vojta, V. (1981): Bewegungsanbahnung auf neurophysiologischer Basis nach Vojta. In: Clauss, A. (Hrsg.): Förderung entwicklungsgefährdeter und behinderter Heranwachsender. Erlangen, 47–64
Weizsäcker, V. v. (1968): Der Gestaltkreis. Stuttgart (1. Aufl. 1947)
Wunderlich, G. (1994): „1, 2, 3 mit allen Sinnen“ und „Abc mit allen Sinnen“. Lichtenau
Zimmer, R. (1989): Psychomotorik als Grundprinzip frühkindlicher und vorschulischer Erziehung. In: Irmischer, 93–98
–, Cicurs, H. (1978): Psychomotorik. Schorndorf

Sachregister